Die Deutsche Bibliothek - CIP-Einheitsaufnahme

Epilepsien im Schulalltag: Fragen, Antworten und Informationen

Hrsg. von der Schweiz. Vereinigung der Eltern epilepsiekranker Kinder.

Basel; Eberswalde: RECOM-Verlag, 1995

ISBN 3-315-00106-5

Alle Rechte vorbehalten

© 1995 by Recom Verlag Basel/Eberswalde

Visuelle Gestaltung / Satz: Monique Kummer, Unterägeri

Lithos: Reinhardt TYPIC, Basel

Printed in Switzerland by Reinhardt Druck Basel

ISBN 3-315-00106-5

Epilepsien im Schulalltag

Fragen, Antworten und Informationen

Autoren:

Hansruedi Bischofberger, lic. phil.
Wissenschaftlicher Mitarbeiter der Schweizerischen Zentralstelle für Heilpädagogik SZH, Luzern

Regina M. Henggeler
Geschäftsstelle SVEEK, Unterägeri

Christoph Kopps
Schulleiter, Schweiz. Epilepsie-Klinik Zürich

Heinrich Otremba, Dr. med.
Neuropädiater, Ostschweizerisches Kinderspital, St. Gallen

Leo und Hanna Tempini
Betroffene Eltern, Domat/Ems

Agnes Wehrli, Dr. phil.
Leiterin Psychologischer Dienst,
Schweiz. Epilepsie-Klinik Zürich

Ergänzende Texte wurden verfasst von Maria Haag, dipl. Psychologin (Leiterin Erziehungs- und Frühberatung, Schweiz. Epilepsie-Klinik Zürich), Eugen Hinder, Dr. phil. Psychologe (Schweiz. Epilepsie-Klinik Zürich) und aus den Faltprospekten "Fragen zur Epilepsie" der Schweiz. Epilepsie-Klinik Zürich übernommen.

Schweizerische Vereinigung der Eltern epilepsiekranker Kinder SVEEK (Hrsg.)

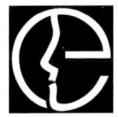

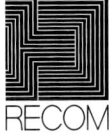

Vorwort

Liebe Lehrerin, lieber Lehrer

"Ein epilepsiekrankes Kind in meiner Klasse?" fragen Sie sich vielleicht im ersten Augenblick, wenn Sie eine entsprechende Mitteilung erhalten. Und wenn Sie länger darüber nachdenken, so stellen Sie sich unwillkürlich eine Reihe von weiteren Fragen, auf die Sie keine ausreichende Antwort wissen, es sei denn, Sie hätten bereits Erfahrungen machen können.

Die Tatsache, daß Kinder einen großen Teil ihrer Zeit in der Schule verbringen, und die häufigen Schulschwierigkeiten von Kindern mit einer Epilepsie haben die Schweizerische Vereinigung der Eltern epilepsiekranker Kinder SVEEK veranlaßt, eine Informationsschrift für Lehrerinnen und Lehrer zu schaffen. Die beauftragte Arbeitsgruppe ist dabei von den Fragen ausgegangen, die sich Pädagoginnen und Pädagogen stellen, wenn sie von der Epilepsie eines Schulkindes in ihrer Klasse erfahren.

Diese Fragen betreffen einerseits ganz praktische Situationen im Schulalltag, andererseits sind es Fragen aus den Fachgebieten Medizin, Pädagogik und Psychologie. Dementsprechend vielseitig und bunt ist auch die Palette der Antworten geworden, ohne daß sie deswegen vollständig wäre.

Patentrezepte kann diese Broschüre nicht anbieten; denn Epilepsien und die möglichen Folgen sind von Kind zu Kind verschieden. Viel eher möchte sie Lehrer, Lehrerinnen und Eltern zu einem Dialog anregen. Im Verlauf solcher Gespräche sollen gemeinsam Lösungen gesucht werden, die den Besonderheiten des betroffenen Schulkindes am besten gerecht werden, ohne daß es dabei in eine Außenseiterrolle gedrängt wird.

Als Leitfaden zu solchen Gesprächen kann das persönliche Informationsblatt dienen, worin die Besonderheiten und Vereinbarungen eingetragen werden, die nur dieses eine Schulkind betreffen. Selbstverständlich müssen solche Angaben vertraulich behandelt, von Zeit zu Zeit überprüft und angepaßt werden.

Wir sind Ihnen dankbar, wenn Sie sich über Ihre eigentliche Aufgabe hinaus Zeit nehmen für die Probleme des Schulkindes mit einer Epilepsie. Sie tragen damit entscheidend dazu bei, daß die schulische Integration der betroffenen Kinder nachhaltig verbessert werden kann. Wir hoffen, Ihnen mit dieser Broschüre einige Einsichten vermitteln zu können, die Ihnen dabei weiterhelfen.

Schweizerische Vereinigung der
Eltern epilepsiekranker Kinder SVEEK
Wolfgang Durrer, Präsident
Regina M. Henggeler, Geschäftsstelle

Inhaltsverzeichnis

2. Umschlagseite Persönliches Informations-Blatt (Beilage)

Schwerpunkt Medizin

- 9 Krankheitsbild und Ursachen
- 16 Abklären und Behandeln
- 24 Leben mit veränderten Rahmenbedingungen
- 32 Vorurteile

Schwerpunkt Pädagogik und Psychologie

- 39 Lernen und Leisten
- 47 Verhalten und Lebensführung
- 51 Epilepsien in der Schule
- 62 Informations- und Beratungsmöglichkeiten

Anhang

- 68 Erste Hilfe bei epileptischen Anfällen
- 70 Listen zu Literatur und Filmverleih
- 75 Nützliche Adressen
- 78 Stichwortverzeichnis

Wichtige Themen auf einen Blick

 Status epilepticus
- 17 Was ist ein EEG
- 21 Blutuntersuchungen
- 25 Aura
- 33 Geistiger Abbau bei Epilepsien?
- 35 Epileptische Wesensänderung?
- 40 Leistungsstörungen
- 43 Neuropsychologie
- 48 Verhaltensstörungen
- 56 Sport und Epilepsie
- 64 Beratungen und Therapien

Schwerpunkt Medizin

Krankheitsbild und Ursachen

9 Allgemeines zu Epilepsien

11 Epilepsien erkennen

Abklären und Behandeln

16 Untersuchungsmethoden

19 Behandlungsmöglichkeiten

Leben mit veränderten Rahmenbedingungen

24 Rund um die Anfälle

27 Besondere Probleme

29 Zukunftsaussichten

32 **Vorurteile**

Zusätzliche Informationen

14 Status epilepticus

17 Was ist ein EEG

21 Blutuntersuchungen

25 Aura

33 Geistiger Abbau bei Epilepsien?

35 Epileptische Wesensänderung?

Krankheitsbild und Ursachen

Epilepsien sind Krankheiten des zentralen Nervensystems. Sie äußern sich in Anfällen, welche auf einer vorübergehend abnormen Aktivität von Gehirnnervenzellen beruhen. Üblicherweise ist die Tätigkeit von Milliarden von Nervenzellen hinsichtlich Erregung und Hemmung genau abgestimmt. Bei Menschen mit Epilepsie ist dieses Gleichgewicht manchmal gestört. Plötzlich entladen sich viele Nervenzellen auf einmal, und es kommt zum Anfall. Bei den Anfällen geht die Kontrolle über gewisse Körperfunktionen vorübergehend verloren. Anfälle können je nach Epilepsieform sehr verschieden aussehen und ablaufen. Vielfältige Faktoren können das Entstehen einer Epilepsie begünstigen.

ALLGEMEINES ZU EPILEPSIEN

1 Welches sind die Ursachen von Epilepsien?

Die zwei wichtigsten Ursachen einer Epilepsie sind eine angeborene Bereitschaft sowie eine erworbene Hirnschädigung. Zu Hirnschädigungen führen am häufigsten vorgeburtliche Fehlentwicklungen, schädigende Einflüsse während der Geburt und in den ersten Lebensjahren, aber auch andere Ursachen wie zum Beipsiel Entzündungen, Verletzungen, Hirntumoren, Blutungen, Vergiftungen, Durchblutungsstörungen und Stoffwechselerkrankungen. Bei etwa 60 - 70 % aller Epilepsien besteht keine klar erkennbare Grundkrankheit. Es ist jedoch wichtig zu wissen, daß bei den meisten Menschen mit einer Epilepsie kein fortschreitendes Hirnleiden besteht, sondern daß eine längst abgelaufene Hirnschädigung verantwortlich ist für das Auftreten von Anfällen.

2 Was geschieht bei einem epileptischen Anfall?

Das Gleichgewicht zwischen erregenden und hemmenden Gehirnnervenzellen ist gestört, so daß sich viele Nervenzellen gleichzeitig und zu stark entladen. Das kann unterschiedlich ablaufen: Das Hirn als Ganzes oder nur ein Teil davon ist betroffen, oder ein Anfall beginnt in einem bestimmten Hirngebiet und breitet sich anschliessend aus.

3 Wie häufig sind Epilepsien?

Epileptische Anfälle können bei jedem Menschen und in jedem Lebensalter auftreten. Solange es sich um einen einzelnen Anfall unter besonderen Umständen handelt (z.B. Blutzuckerabfall, Vergiftung, Sauerstoffmangel, Fieberkrampf), spricht man nicht von Epilepsie. Etwa 5 - 10 % aller Menschen erleiden einen solchen Gelegenheitsanfall. Eine Epilepsie liegt erst dann vor, wenn sich die Anfälle wiederholen, was bei 0,5 - 1 % der Bevölkerung der Fall ist. Über die Hälfte aller Epilepsien beginnen im Kindesalter, mehr als zwei Drittel aller Menschen mit Epilepsie haben ihren ersten Anfall vor dem 20. Lebensjahr.

4 Können Epilepsien geheilt werden?

Verschiedene Epilepsieformen können unter medikamentöser Therapie ausheilen. Bei anderen kann Anfallsfreiheit nur mit lebenslanger Medikamenteneinnahme erreicht werden. Der Behandlungserfolg ist abhängig von Art und Ursache der Anfälle, einer frühzeitigen Diagnosestellung und einer optimalen Behandlung, die eine regelmäßige Medikamenteneinnahme beinhaltet. Nur bei einer Minderheit besteht eine medikamentös nicht befriedigend behandelbare Epilepsie. Bei solchen Patienten sollte geprüft werden, ob eine operative Therapie möglich und sinnvoll ist.

Bei Epilepsien im Kindesalter werden ca. 50 - 70 % der Kinder dauerhaft anfallsfrei, 30 - 45 % haben nur noch gelegentlich Anfälle, während in ca. 5 % der Fälle die Krankheit nicht befriedigend beeinflußt werden kann.

5 Warum sprechen Fachleute von Epilepsien und nicht von der Epilepsie?

Das liegt nicht zuletzt an der Vielfalt der Anfälle und den unterschiedlichen Ursachen. Es handelt sich also nicht um ein einheitliches Krankheitsbild. Das hat Folgen für den Umgang mit dem Betroffenen. Die Diagnose "Epilepsie" sagt noch nichts Konkretes über Wesen und Prognose des Krankheitsbildes aus. Es ist deshalb unumgänglich, sich auf jedes betroffene Kind unvoreingenommen und ganz neu einzustellen.

6 Verändert sich die Epilepsie mit der Entwicklung des Schulkindes?

Im Zusammenhang mit der Hirnentwicklung muß vor allem bei Kindern damit gerechnet werden, daß sich die Manifestation der Epilepsie verändern kann. Dies erfordert eine erhöhte Aufmerksamkeit und ein periodisches Überdenken der Gesamtsituation.

7 Sind Epilepsien primär ein medizinisches Problem?

Epilepsien gehen vom Gehirn aus und sind damit primär ein medizinisch-neurologisches Problem. Ihre Auswirkungen im psychosozialen Bereich sind aber oftmals viel schwerwiegender als die zugrundeliegende medizinische Problematik. Eine umfassende Behandlung strebt neben der Anfallsfreiheit auch die Integration des betroffenen Kindes an und bedingt daher einerseits ein tragfähiges Umfeld und andererseits die Zusammenarbeit verschiedener Fachleute.

EPILEPSIEN ERKENNEN

8 Wie erkennt man Epilepsien überhaupt?

Epilepsien äußern sich durch Anfälle. Anfälle können je nach Form der Krankheit unterschiedlich aussehen und ablaufen. Epileptische Anfälle sind möglicherweise auch nur ein Symptom einer anderen Erkrankung. Eine genaue Diagnose ist gerade zu Beginn nicht immer leicht zu stellen und bedingt eine spezialärztliche Untersuchung. Unter Umständen sind auch wiederholte und aufwendige Untersuchungen notwendig, um eine sichere Diagnose zu stellen.

9 Worin unterscheidet sich ein Kind mit Epilepsie von anderen Kindern?

In der anfallsfreien Zeit unterscheidet sich ein Kind mit Epilepsie nicht von anderen Kindern. Es erscheint nicht "krank" und soll auch nicht als krank behandelt werden. Allerdings muß es lernen, mit seiner Krankheit zu leben. Neben den Anfällen selbst, die direkt oder im Spiegel der Umwelt erlebt werden, gehören zum Beispiel die regelmäßige Medikamenteneinnahme, eine regelmäßige Lebensführung (vor allem regelmäßiger Schlafrhythmus) und möglicherweise gewisse Einschränkungen dazu.

10 Woran kann ich als Lehrerin oder Lehrer eine eventuelle Epilepsie erkennen?

Eine Epilepsie kann nur im Anfallsstadium beobachtet werden. Ein großer Anfall, bei dem das Kind plötzlich nicht mehr adäquat reagiert, steif wird (tonische Phase) oder mit Kopf und Körper rhythmisch zuckt (tonisch-klonische Phase), ist nicht schwer zu erkennen. Bei symptomarmen Anfällen kann lange Zeit übersehen werden, daß das Kind aufgrund einer Epilepsie Schwierigkeiten hat, dem Unterricht zu folgen. Absenzen, kurze Abwesenheiten mit ungewöhnlichen Fehlern im Diktat, beim Rechnen, abruptes Unterbrechen von Handlungen oder beim Sprechen, auffälliges Verhalten und starke Leistungsschwankungen sollten die Lehrerin oder den Lehrer veranlassen, mit der Familie zu sprechen.

Siehe auch Frage 11

Mit der Familie sprechen

11 Wie sehen die verschiedenen epileptischen Anfälle aus?

Je nach Epilepsieform sehen die epileptischen Anfälle sehr verschieden aus und laufen unterschiedlich ab, zum Beispiel:

- Das Kind unterbricht plötzlich seine Tätigkeit, ist für einige Sekunden abwesend, starrt vor sich hin oder wirkt verträumt. Dann fährt es mit seiner vorherigen Beschäftigung weiter.
- Es hat für kurze Zeit unkontrollierte Zuckungen am Körper.
- Es ist plötzlich verwirrt und nimmt seine Umgebung nicht mehr richtig wahr (unter Umständen mit unkontrollierten Bewegungen).
- Es fällt zu Boden, verliert das Bewußtsein, wird steif und zuckt anschließend rhythmisch mit Kopf und Gliedern.

Weitere Erscheinungen können sein: stereotype Bewegungen, Nesteln, Verwirrungszustände, Blinzeln, Speichelfluß, Erbrechen, Atemnot, Einnässen, Stuhlabgang und vieles andere mehr.

Siehe Seite 14 "Status epilepticus" und S. 25 "Aura"

Einige Betroffene verspüren Vorboten ihrer Anfälle (Aura). Allen epileptischen Anfällen ist in der Regel gemeinsam, daß sie nicht lange dauern und von selber enden. Eine Ausnahme stellt der Status epilepticus dar.

12 Was kann und muß ich tun bei einem Anfall?

Siehe Anhang, "ErsteHilfe" Seite 68

Da die medikamentöse Behandlung heute in sehr vielen Fällen erfolgreich ist, kann es gut sein, daß Sie nie oder höchstens ausnahmsweise einen epileptischen Anfall miterleben. Sollte es jedoch trotzdem zu einem Anfall kommen, so müssen Sie meistens nur sehr wenig unternehmen.

Es ist immer hilfreich, wenn Sie über Dauer, Ablauf und weitere Umstände des Anfalles genauere Angaben machen können. Notieren Sie also Ihre Beobachtungen. Sind zusätzliche Maßnahmen notwendig, so sollten die Eltern diese rechtzeitig mit Ihnen besprechen.

Schwerpunkt Medizin

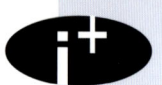

Status epilepticus

Status epilepticus bezeichnet epileptische Anfälle, die länger als "üblich" anhalten (mehr als 15 Minuten), oder sich häufende Anfälle, zwischen denen der Patient sich nicht erholt und das klare Bewußtsein nicht wiedererlangt. Alle Formen epileptischer Anfälle können als Status epilepticus auftreten. Dieser Zustand kommt jedoch nur selten vor. Mögliche Ursachen sind unzureichende Behandlung, unzuverlässige Einnahme der Medikamente, seltener auch ein zu rasches Umstellen der medikamentösen Therapie. Der Status epilepticus ist immer eine Notfallsituation und bedarf ausnahmslos sofortiger ärztlicher Behandlung.

Rufen Sie deshalb bei lange andauernden oder bei sich wiederholenden Anfällen ohne Erholung und klares Bewußtsein dazwischen sofort ärztliche Hilfe.

13 Was tun, wenn ich bei einer Schülerin oder einem Schüler Anzeichen für eine Epilepsie zu erkennen glaube?

Mit den Eltern besprechen

Besprechen Sie Ihre Beobachtungen auf jeden Fall zuerst mit den Eltern, beschreiben Sie Ihre Wahrnehmungen detailliert, aber vermeiden Sie irgendwelche diagnostischen Interpretationen. Zwei Möglichkeiten sind denkbar: Im ersten Fall haben die Eltern bereits entsprechende Beobachtungen gemacht und das Kind ist schon in Abklärung oder Behandlung. Bei dieser Gelegenheit werden die Eltern Sie informieren und mit Ihnen gemeinsam das weitere Vorgehen besprechen.

Im anderen Fall sind Ihre Beobachtungen für die Eltern neu oder waren für sie bisher ohne größere Bedeutung. Im Idealfall finden Sie nun gemeinsam den Weg zur näheren Abklärung Ihrer Beobachtungen durch den Haus-, Schul- oder Spezialarzt und möglicherweise ergänzend durch den Schulpsychologischen

Dienst. Möchten die Eltern jedoch den Ursachen Ihrer Beobachtungen nicht weiter nachgehen, wenden Sie sich am besten direkt an den Schularzt.

Abklären und Behandeln

Bei Symptomen, die den Verdacht auf eine Epilepsie nahelegen, sollte rasch und ohne Zögern eine Abklärung durchgeführt werden, um Art und Ursache der Störungen zu erkennen. Da es sich bei Epilepsien nicht um ein einheitliches Krankheitsbild handelt, muß sehr differenziert vorgegangen werden. Dies ist unabdingbare Voraussetzung für die Wahl der Behandlung und deren Erfolg. Die Behandlung erfolgt fast immer mit Medikamenten.

UNTERSUCHUNGSMETHODEN

14 Wer klärt bei einem Verdacht auf Epilepsie ab?
In der Regel zieht der Hausarzt einen Kinderneurologen oder Neurologen bei.

15 Wie sieht eine medizinische Abklärung bei einer Epilepsie aus?
An erster Stelle steht die allgemeine Anamnese. Sie gibt Aufschluß über Schwangerschaft und Geburt, bisherige Entwicklung des Kindes, durchgemachte Krankheiten, Unfälle und das psychosoziale Umfeld. Der behandelnde Arzt wird auch ganz speziell nach dem Auftreten von Fieberkrämpfen, Epilepsien oder Gelegenheitsanfällen in der Familie fragen.
Eine detaillierte Beschreibung der Anfälle hilft dem Arzt, die Epilepsie zu klassifizieren. Darauf folgen eine klinisch-neurologische Untersuchung und neurophysiologische Abklärungen mit dem EEG (Elektroenzephalogramm) und vielleicht einem Schlafentzugs-EEG. Alle diese Informationen und Untersuchungsergebnisse tragen dazu bei, daß der Arzt seine Diagnose abstützen und die bestmögliche Behandlungsart wählen kann.
Je nach Situation werden zusätzliche, zum Teil hochspezialisierte Abklärungsmethoden angewendet, die manchmal die Ursa-

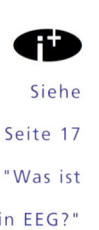
Siehe Seite 17 "Was ist ein EEG?"

che der Krankheit aufzeigen können. Bei Kindern kann jedoch häufig keine Ursache gefunden werden.

In der Regel kann eine Epilepsie ambulant abgeklärt werden. Manchmal ist ein stationärer Aufenthalt notwendig. Die Behandlung erfolgt in enger Zusammenarbeit zwischen Spezialarzt und Hausarzt.

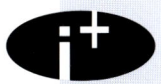

Was ist ein EEG?

EEG ist die Abkürzung für Elektroenzephalographie. Die Untersuchung wird mit einem Elektroenzephalographen - eigentlich einem Verstärker - ausgeführt, der die elektrischen Spannungsänderungen der Gehirnaktivität entweder auf einem Papier oder "papierlos" auf einem elektronischen Datenträger aufzeichnet, vergleichbar dem Elektrokardiogramm. Die EEG-Ableitung ist für den behandelnden Arzt ein wichtiges Hilfsmittel zur Diagnosestellung. Sie ist ungefährlich, schmerzlos, zuverlässig und kann jederzeit wiederholt werden.

Und so wird die EEG-Untersuchung gemacht:
- Elektroden werden gemäss Schema an 12 - 24 Stellen auf der Kopfhaut plaziert
- zwischen Elektrode und Kopfhaut erhöht eine Salbe die elektrische Leitfähigkeit
- die Elektroden werden mittels dünner Drähte mit dem EEG-Gerät verbunden
- mit kräftigem Durchatmen, Augen öffnen und schließen, Flickerlicht werden bestimmte Gehirnaktivitäten und Reaktionen untersucht.

Die Untersuchung dauert ungefähr eine Stunde. Wie häufig eine EEG-Ableitung durchgeführt werden muß, entscheidet der

Fortsetzung Seite 18

Fortsetzung von Seite 17

Arzt. Es gibt keine festen Regeln dafür. Bei medikamentös gut eingestellten Patienten genügt in der Regel eine EEG-Untersuchung jährlich.

Aus den aufgezeichneten Kurven kann der Spezialist erkennen, ob "epileptiforme Potentiale" vorhanden sind. Aber Vorsicht: "Epileptiforme Potentiale" im EEG bedeuten nicht unbedingt, daß eine Epilepsie besteht. Bei recht vielen Personen finden sich diese im EEG, ohne daß sie deswegen epilepsiekrank wären. Andererseits schließt ein normales EEG eine Epilepsie nicht aus. Es ist nun Aufgabe des Spezialarztes, die Erkenntnisse aus dem EEG mit allen anderen Informationen über den Patienten in Verbindung zu bringen und daraus die richtigen Schlüsse zu ziehen.

Manchmal gibt das Routine-EEG nicht genügend Aufschluß über die bestehende Epilepsie. Dann werden zusätzliche, differenziertere EEG-Ableitungen durchgeführt, so zum Beispiel:
- Schlaf-EEG (Ableitung während des Schlafes)
- Schlafentzugs-EEG (Ableitung nach einer durchwachten Nacht
- EEG-Langzeitregistrierung mittels
    - Kassettenableitung
    - Kabeltelemetrie
    - Radio-Telemetrie

16 Was ist ein EEG?

EEG ist die Abkürzung für Elektroenzephalogramm. Dabei handelt es sich um eine ungefährliche, etwa 3/4 - 1 Stunde dauernde Untersuchung. Metall- oder Stoffühler werden mit einer Paste und einem Gummiband oder mit Klebstoff auf dem Kopf befestigt. Mittels feiner Kabel werden die Hirnströme in das EEG-Gerät - einen Verstärker - weitergeleitet und notiert. Die Methode ist völlig schmerzlos und kann beliebig oft wiederholt werden. Je nach Temperament des Kindes kann sie jedoch als unangenehm empfunden werden.

Aus den abgeleiteten Hirnstromkurven kann der Spezialist erkennen, ob abnorme Veränderungen des EEGs vorliegen und ob diese mit der Beschreibung des Anfalls übereinstimmen. Möglicherweise gibt eine erste EEG-Ableitung nicht genügend Aufschluß. Weitere Untersuchungen können dann notwendig werden.

17 Was kann ein EEG aussagen? Was kann es nicht?

Ein EEG kann auch in der Phase der Anfallsfreiheit typische Veränderungen aufzeigen, die mit den beschriebenen Anfällen übereinstimmen. Die Ableitung ermöglicht dann die Diagnose einer Epilepsie und die genaue Klassifikation der Anfälle. Im anfallsfreien Zeitraum kann das EEG auch völlig uninformativ sein, so daß weitere Untersuchungen erforderlich sind, zum Beispiel Schlafentzugs-EEG, Video-EEG, 24-Std.-EEG usw. Ein unauffälliges EEG schließt eine Epilepsie nicht aus.

18 Kann das EEG etwas über die geistige Leistungsfähigkeit aussagen?

Das EEG kann nichts über Intelligenz aussagen. Es kann aber teilweise Erklärungen für Leistungsschwankungen und Leistungsbeeinträchtigungen bieten.

BEHANDLUNGSMÖGLICHKEITEN

19 Warum müssen Epilepsien behandelt werden?

Wenn die Diagnose einer Epilepsie gesichert ist, sollte nach eingehender Information und Beratung möglichst früh mit einer antiepileptischen Behandlung begonnen werden, weil
- es gilt, das Auftreten weiterer Anfälle zu verhindern, was für die Langzeitprognose wichtig ist.

- das Kind in jeder Situation wieder von einem Anfall überrascht werden kann, sei es in der Schule, im Straßenverkehr oder im Schwimmbad.
- eine Gefahr der Verletzung und nicht zuletzt auch der zusätzlichen Schädigung des Kopfes und des Gehirns durch den Anfall möglich ist.
- Anfälle, sowohl kleine als auch große, in eine Serie von Anfällen (Status epilepticus) übergehen können.
- die kindliche Entwicklung im intellektuellen, im psychosozialen, im emotionalen und/oder im körperlichen Bereich beeinträchtigt werden kann.

Voraussetzung für die erfolgreiche Therapie sind neben der Diagnosestellung sehr ausführliche und wiederholte Gespräche mit den Eltern und dem Kind.

20 Wie werden Epilepsien behandelt?

Die meisten Epilepsien werden medikamentös behandelt. Häufig reicht dazu ein Medikament aus (Monotherapie). Eventuell braucht es zwei oder mehr Medikamente. Eine medikamentöse Therapie ist immer eine Langzeittherapie und dauert meistens mehrere Jahre. Bei Therapieresistenz, d.h. bei Fortbestehen von schweren oder häufigen Anfällen, kann unter Umständen eine operative Behandlung eine Verbesserung oder Heilung der Epilepsie bewirken.

21 Können Epilepsien nur medikamentös behandelt werden? Gibt es alternative Behandlungsmethoden?

Alternative Behandlungsmethoden werden immer wieder diskutiert, zum Beispiel diätetische Maßnahmen, EEG-Biofeedback, verhaltenstherapeutische Ansätze, Akupunktur, Homöopathie. Die bisherigen Erfahrungen zeigen aber eindeutig, daß diese Methoden als alleinige Behandlungsart nicht geeignet sind.
Die medikamentöse Therapie ist auch weiterhin die wichtigste

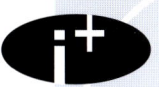

Blutuntersuchungen

Zur Prüfung der Verträglichkeit wie auch der optimalen Wirkung der Medikamente sind verschiedenartige Blutuntersuchungen erforderlich. Diese sind bei Therapiebeginn und bei Umstellungen in kürzeren und sonst in größeren Abständen zu wiederholen. Bevor aber mit einer Behandlung begonnen wird, ist es wichtig, die individuellen Blutwerte zu kennen.

Die antiepileptischen Medikamente verteilen sich im Körper des Patienten und entfalten ihre Hauptwirkung im Gehirn. Anhand der Blutspiegelbestimmung wird die Konzentration des Medikamentes im Blut gemessen. Der Blutspiegel bezeichnet somit das Verhältnis zwischen einer bestimmten Medikamentenmenge und einer bestimmten Menge Blut.

Da die Medikamente unterschiedliche Organsysteme beeinflussen, sind auch verschiedene andere Laboruntersuchungen erforderlich. Anhand der Resultate kann überprüft werden, ob ein Medikament richtig dosiert wurde und ob die Verträglichkeit gewährleistet ist.

Behandlungsart, um eine Epilepsie wirksam zu beeinflussen und unter Umständen zu heilen. Als Ergänzung zur medikamentösen Therapie können alternative Methoden zum Teil erfolgreich eingesetzt werden.

22 **Können Epilepsien operativ behandelt werden?**

Bei fokalen Epilepsien, die also von einer umschriebenen Region des Gehirns ausgehen und die mit einer medikamentösen Therapie nicht wesentlich verbessert werden können, kann heute eine operative Behandlung erwogen werden und auch sehr erfolgreich sein. Für generalisierte Epilepsien ist diese Methode in der Regel nicht anwendbar.

23 Warum ist eine regelmäßige Medikamenteneinnahme so wichtig?

Nur durch möglichst gleichmäßige Versorgung des Gehirns mit antiepileptischen Wirkstoffen ist der größtmögliche Schutz vor Anfällen gewährleistet. Abrupte Konzentrationsschwankungen können Anfälle provozieren. Deshalb müssen die Medikamente regelmäßig eingenommen werden. Abweichungen von plus/minus einer Stunde können toleriert werden.

24 Können antiepileptische Medikamente Nebenwirkungen haben? Wenn ja, welche?

Ja, es können Nebenwirkungen auftreten. Diese sind aber nicht so ausgeprägt und häufig, wie dies allgemein befürchtet wird. Sie betreffen vorwiegend den Bereich der Lebensqualität. In sehr seltenen Fällen verursachen die Medikamente schwere, bleibende Folgen. Nebenwirkungen sind abhängig einerseits vom Wirkstoff und andererseits von der Dosis. Sie können vorübergehend sein, müssen jedoch immer ernstgenommen werden. In der Schule können vor allem folgende Nebenwirkungen auffallen:

- kognitive (Aufmerksamkeits- und Konzentrationsschwankungen, Ermüdbarkeit, Verlangsamung)
- neurologische (Bewegungsstörungen, veränderte Muskelspannung, Schluckauf)
- emotionale (veränderte Stimmungslage, Stimmungsschwankungen)
- "kosmetische" (Haarausfall, Gewichtsveränderungen, Zahnfleischwucherungen, Hautausschläge)
- gastro-intestinale (Übelkeit, Erbrechen)

Wenn Sie einen Verdacht auf Nebenwirkungen haben, besprechen Sie diesen mit den Eltern. Manchmal müssen gewisse negative Folgen in Kauf genommen werden. Entscheidend ist, daß im Umfeld des Kindes Einigkeit über das Behandlungsziel besteht.

25 **Gibt es bleibende Nebenwirkungen der medikamentösen Behandlung?**

Obwohl die allermeisten Nebenwirkungen reversibel sind, treten in Einzelfällen leider auch bleibende oder gefährliche Nebenwirkungen auf. Deshalb sind regelmäßige spezialärztliche Kontrollen absolut notwendig.

26 **Beeinflussen antiepileptische Medikamente die schulische Leistungsfähigkeit?**

Die Medikamente können die Leistungsfähigkeit sowohl negativ als auch positiv beeinflussen. Häufig zeigen sich parallel zur Verbesserung der Epilepsie auch bessere Leistungen.
Natürlich sind auch negative Auswirkungen möglich (siehe Frage 24). Diese können sich schulisch vor allem in kognitiven Bereichen auswirken. Als Lehrerin oder als Lehrer erleben Sie das Kind in anderen Situationen als die Familie, und Ihre Rückmeldungen sind für den Arzt und die Eltern wichtig, um zu entscheiden, ob die Therapie verändert werden sollte.

27 **Gibt es Anzeichen, die darauf hinweisen, daß ein Schulkind medikamentös nicht richtig eingestellt ist?**

Wenn die Anfälle weiter andauern oder unerklärbare Veränderungen auftreten, welche die Leistungsfähigkeit, das Verhalten und/oder das körperliche Wohlbefinden beeinträchtigen, sind dies meistens Anzeichen für eine ungenügende, ungeeignete oder zu hoch dosierte Medikation. Besprechen Sie diese Beobachtungen umgehend mit den Eltern, denn auch in diesem Fall sollte der Arzt konsultiert und die Medikation überprüft werden.

Leben mit veränderten Rahmenbedingungen

Menschen mit Epilepsie sind nicht anders. Die Diagnose "Epilepsie" bedeutet aber für das betroffene Kind und seine Familie eine Auseinandersetzung mit vielfältigen Fragen. Offenkundig sind dabei die Problemstellungen, die sich durch die Anfälle und durch eventuelle Einschränkungen ergeben. Weniger gut sichtbar, aber nicht minder zu beachten sind andere Probleme: Annehmen und Verarbeiten der Krankheit, begründete oder unbegründete Ängste, Lebensführung, innerfamiliäre Schwierigkeiten, Zukunftsaussichten usw. Diese teilweise klaren, teilweise aber auch recht diffusen Probleme verändern ganz individuell die Rahmenbedingungen der Betroffenen. Insofern ist es wichtig, für jedes Kind gezielte Hilfestellungen zu erarbeiten.

RUND UM DIE ANFÄLLE

28 Sind Anfälle voraussehbar?

Siehe Seite 25 "Aura"

Anfälle treten meistens überraschend und unvermittelt auf. Gerade diese Unvorhersehbarkeit macht den Betroffenen und der Umgebung besonders zu schaffen. Nur vereinzelt künden sich Anfälle durch Vorboten, eine sogenannte Aura, an.

29 Warum löst ein epileptischer Anfall beim Beobachter Angst aus?

Das Gegenüber ist unerwartet und plötzlich nicht mehr berechenbar, einfühlbar und beeinflußbar. Es ist völlig normal, daß dies und die eigene Hilflosigkeit Angst auslösen.

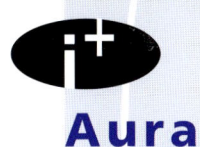

Aura

Verschiedene Empfindungen können Anfällen vorausgehen, respektive den Beginn eines Anfalls darstellen: Eigenartige Gefühle im Kopf oder im Magen, Angstgefühl. Seltener sind angenehme Gefühle wie Erleichterung, Glücksgefühl, Zufriedenheit oder innere Ruhe. Gelegentlich kündet sich ein Anfall auch mit unvermitteltem Lachen an. Andere Phänomene sind Schwindel, Leeregefühl im Kopf, Störungen der Sprache, Tränenfluß, Veränderung der Wahrnehmung, des Sehens oder Hörens, des Riechens oder Schmeckens, abnorme Bewegungen oder Parästhesien (Kribbeln, Ameisenlaufen) in bestimmten Körperteilen. Auren treten allerdings nur bei einzelnen Betroffenen auf, zeigen dann jedoch eine gewisse Symptom-Konstanz.

30 Können Anfälle vermieden oder verhindert werden?

Für die Vermeidung von Anfällen stehen drei Faktoren im Vordergrund:

- **Regelmäßige Medikamenteneinnahme**
  d.h. vorgeschriebene Dosis und vorgeschriebene Zeiten
- **Geregelte Lebensführung**
  d.h. insbesondere genügendes und regelmäßiges Schlafen
- **Vermeiden von provokativen Faktoren**
  wie Alkohol und Drogenkonsum. Zu achten ist auch auf Wechselwirkungen mit anderen Medikamenten, auf andere Erkrankungen (speziell zu beachten ist hohes Fieber), und auf individuelle Auslöser (z.B. Flickerlicht, Geräusche, außergewöhnlicher körperlicher und psychischer Streß).

31 Kann das betroffene Kind nach einem Anfall weiterarbeiten oder muss es geschont werden?

Siehe persönliches Informationsblatt

Dies ist sehr verschieden und abhängig von der speziellen Anfallsart. Die Frage muß deshalb für jedes einzelne Kind individuell beantwortet werden.

32 Sind Anfälle für den Laien immer erkennbar?

Nein. Es gibt verschiedene Anfallsarten oder epileptische Erscheinungsformen, die nicht oder nur kaum sichtbar sind, aber trotzdem die Aufnahme- und Reaktionsfähigkeit beeinflussen. Sie werden oft übersehen, weil sie nur kurz dauern, symptomarm sind, nur nachts auftreten oder weil die Verhaltensänderung nicht als Anfall erkannt wird. Im Gegensatz zu den leicht erkennbaren, typischen Anfällen führen sie oft zu falschen Reaktionen der Umgebung, indem sie zum Beispiel als Unaufmerksamkeit, Faulheit, Fahrigkeit oder Trotzreaktion interpretiert werden.

33 Können Anfälle provoziert werden?

Siehe persönliches Informationsblatt und Frage 30

Anfälle können provoziert werden, wobei der Zeitpunkt des Auftretens und der Ablauf der Anfälle auch dann noch weitgehend unvorhersehbar bleiben. Provokative Faktoren sind vor allem das Weglassen der Medikamente, Schlafmangel, Alkohol- und Drogenkonsum, andere Erkrankungen und individuelle Faktoren.

34 Ist es denkbar, daß ein Kind Anfälle provoziert oder vortäuscht?

Dies ist eine sehr komplexe Frage, die verschiedene Problemkreise anspricht. Denkbar sind vor allem folgende Möglichkeiten:

– Das Kind kann echte Anfälle provozieren, also mehr oder weniger willentlich auslösen. Dies trifft aber nur auf äußerst

seltene Anfallsarten zu. Diese Möglichkeit wird dann genutzt, wenn damit ein positives Gefühl hervorgerufen oder einer schwierigen Situation ausgewichen werden kann.
- Das Kind täuscht Anfälle bewußt vor. Dahinter stehen dann meist die Bedürfnisse, Aufmerksamkeit auf sich zu lenken oder sich schwierigen Situationen zu entziehen. Der spielerische Umgang mit den Anfällen ist aber auch eine mögliche Form der Krankheitsverarbeitung.
- Das Kind hat immer wieder in ähnlichen Situationen Anfälle, die dadurch vorgetäuscht oder provoziert wirken. Diese Anfälle sind sehr wohl organischer Natur. Sie werden von der Situation bestimmt und nicht vom Kind selber. Meistens sind die Auslöser dem Kind nicht bewußt.
- Das Kind leidet unter sogenannten psychogenen Anfällen. Diese haben keine organische Ursache, sind aber sehr ernst zu nehmende Störungen, die vom Kind nicht bewußt beeinflußt werden können. Bei jüngeren Kindern ist ein solcher Verdacht selten begründet.

Anfälle dieser Art und der Umgang damit bedeuten ohne den Zuzug von Fachleuten und ohne Zusammenarbeit mit den Eltern ein großes Risiko für falsche Interpretationen und für Fehlverhalten. Bei Verdacht auf solche Phänomene sollte möglichst rasch eine entsprechende Beratung gesucht werden.

BESONDERE PROBLEME

35 Mit welchen besonderen Problemen hat ein Kind mit Epilepsie häufig zu kämpfen?

Die folgenden Problemkreise lassen sich aufzählen, wobei deren Bedeutung abhängig ist vom Alter und dem Entwicklungsstand sowie von der Schwere der Krankheit:
- Angst vor Anfällen und die Anfälle selber
- unangemessene Reaktionen des Umfeldes
- Einschränkungen (beruflich, sportlich, sozial)

- erschwerte psychosoziale Integration durch Vorurteile oder Ängste der Umgebung
- reduziertes Selbstwertgefühl
- Überbehütung
- unsichere Zukunftsaussichten
- Medikamenteneinnahme und medizinische Untersuchungen

36 Mit welchen besonderen Problemen hat die Familie eines betroffenen Kindes häufig zu kämpfen?

Den Eltern fällt es meist sehr schwer, die Epilepsie ihres Kindes anzunehmen. Sie fragen sich: "Warum gerade wir?" Der meist lange Prozeß der Auseinandersetzung mit der Krankheit belastet die Partnerschaft und wird zusätzlich erschwert durch:
- Diskriminierung, welche oft zu einer Verheimlichung der Krankheit führt
- Schuldgefühle
- erschwerte Gleichbehandlung von Geschwistern
- Ängste im Hinblick auf den Verlauf der Krankheit
- eine instabile psychosoziale Integration

37 Mit welchen besonderen Problemen hat die Umgebung eines Epilepsiebetroffenen häufig zu kämpfen?

Der natürliche Umgang mit dem betroffenen Kind ist erschwert durch:
- Unkenntnis und Vorurteile
- Falschinformationen und Halbwissen
- Hilflosigkeit bei Anfällen
- Ängste, sich falsch zu verhalten

ZUKUNFTSAUSSICHTEN

38 **Welche berufliche und soziale Zukunft steht einem Kind mit Epilepsie offen?**

Wie bei jedem anderen Jugendlichen stehen bei der Berufswahl die Neigungen und Fähigkeiten im Vordergrund. Jedoch darf dabei die Epilepsie nicht aus den Augen verloren werden. Dies betrifft vor allem folgende Fragestellungen: Wie gut ist die Epilepsie eingestellt? Was passiert, wenn (wieder) Anfälle am Arbeitsplatz auftreten?

Siehe auch nächste Frage

Die Erfahrung, daß gewisse Berufe für Epilepsiebetroffene nicht zugänglich oder nicht empfehlenswert sind, ist schmerzlich. Aus dieser Tatsache kann verstanden werden, warum die Auseinandersetzung mit der Berufswahl und der Lebensperspektive erschwert ist. Umso wichtiger ist das Gespräch mit Vertrauenspersonen (u.a. mit der Lehrerin oder dem Lehrer) und eine frühzeitige, sorgfältige Berufsberatung. Eine gute Zusammenarbeit zwischen Schule, Berufsberatung, behandelndem Arzt, möglicherweise Neuropsychologen und Angehörigen ist zu empfehlen.

39 **Gibt es Berufe, die grundsätzlich für Jugendliche mit Epilepsie nicht in Frage kommen?**

Berufe, bei welchen ein Anfall Fremdgefährdung mit sich bringt, sind für Personen mit Epilepsie meist nicht zugänglich. Dazu gehören unter anderen Pilot, Berufschauffeur und Lokomotivführer. Berufe, bei welchen durch Anfälle Eigengefährdung besteht, kommen nur beschränkt in Frage. Hierzu gehören alle Berufe, bei denen auf Leitern, Gerüsten oder Dächern gearbeitet wird.

Eine individuelle Betrachtungsweise ist nötig für Berufe mit viel Kundenkontakt (z.B. Gastronomie, Verkauf), bei unregelmäßigen Arbeitszeiten, bei Gefahren am Arbeitsplatz (Maschinen,

Hitze, Wasser) oder wenn für die Berufsausübung bzw. den Arbeitsweg ein Fahrzeug benötigt wird (z.B. Montagefacharbeiter).

40 Muß der Lehrmeister oder Arbeitgeber über die Epilepsie informiert werden?

Wenn die Arbeit durch die Epilepsie nicht tangiert wird, besteht keine Verpflichtung, über die Krankheit zu informieren. Dies setzt voraus, daß
- keine Anfälle zu erwarten sind
- die Leistungs- und Einsatzfähigkeit nicht beeinträchtigt sind
- das Verhalten nicht auffällig ist

Sind diese Bedingungen nicht erfüllt, kann mit einer offenen Information oft eine gute Vertrauensbasis geschaffen werden. Lehrerinnen und Lehrer können hier als Vermittler eine wichtige Funktion übernehmen. Dazu benötigen Sie jedoch die Einwilligung der Eltern, da Sie unter Schweigepflicht stehen.

41 Sind Jugendliche mit Epilepsie militärdiensttauglich?[1]

Ist ein Stellungspflichtiger ohne Medikamente seit drei Jahren anfallsfrei, kann er mit einem spezialärztlichen Zeugnis ausnahmsweise als diensttauglich erklärt werden.
Die Regelung für Zivilschutztauglichkeit ist weniger rigoros und erfolgt individuell. Angehörige der Armee und Stellungspflichtige müssen ihre Epilepsie angeben. Wird dies unterlassen, ist die Militärversicherung berechtigt, bei einem anfallsbedingten Unfall die Leistungen zu kürzen.

42 Wann dürfen Personen mit Epilepsie Motorrad fahren? Wann dürfen sie Auto fahren?[1]

Wenn Jugendliche mit Epilepsie Motorrad oder Auto fahren lernen möchten, so gelten folgende allgemeine Richtlinien, die durch einen Neurologen bestätigt werden müssen:

- 2 Jahre Anfallsfreiheit mit oder ohne Medikamente
- keine epilepsiespezifischen Veränderungen im EEG
- keine wesentlichen psychischen Auffälligkeiten
- regelmäßige ärztliche Kontrollen und Behandlung

Diese Richtlinien können bei Motorfahrrädern großzügiger gehandhabt werden. Auf dem Antragsformular für den Lernfahrausweis wird ausdrücklich nach Anfallskrankheiten gefragt. Es versteht sich von selbst, daß diese Frage wahrheitsgemäß beantwortet werden muß.

43 Epilepsie und das Fahren von landwirtschaftlichen Fahrzeugen?[1]

Grundsätzlich gelten die gleichen Richtlinien wie für das Autofahren, doch werden sie wie für das Fahren mit Motorfahrrädern großzügiger gehandhabt und auf die individuellen Gegebenheiten abgestimmt.

---

[1] Diese Richtlinien gelten in der Schweiz

Vorurteile

Vorurteile sind im Leben der Epilepsiebetroffenen häufig sehr bedeutsam. Sie isolieren und drängen ins soziale Abseits. Das Plötzliche und Unvorhersehbare einerseits, das Unberechenbare und Uneinfühlbare andererseits lassen diese Krankheit als unheimlich erscheinen. Dadurch ist der Boden gelegt für Fehlinformationen, für Spekulationen und für falsches "Wissen". Epilepsie ist schon seit vielen tausend Jahren bekannt, und die Geschichte konfrontiert uns mit vielfältigen "Wahrheiten". Heute jedoch können Epilepsien und die damit verbundenen Fragestellungen wissenschaftlich untersucht und weitgehend beantwortet werden.

44 Spürt ein Kind mit Epilepsie, daß es "anders" ist? Wie können wir ihm dabei helfen?

Diese Frage ist unseres Erachtens falsch gestellt, weil sie ein Anderssein suggeriert und damit den unausrottbar scheinenden Vorurteilen im Zusammenhang mit Epilepsien Vorschub leistet. Ein Kind, das an Epilepsie leidet, sollte sich nicht grundsätzlich anders erleben. Erschwerte Rahmenbedingungen machen noch keinen "anderen Menschen" und kommen auch bei vielen anderen Schicksalen vor (Stoffwechselkrankheiten, Einschränkungen bei Sinnesorganen, Mißbildungen usw.).

Ob sich ein Mensch mit Epilepsie schließlich doch als "anders" erlebt, hängt in allererster Linie von den Einstellungen und Reaktionen des Umfeldes ab. Als Lehrerin und als Lehrer haben Sie mit Ihrer Einstellung somit auch eine entscheidende Bedeutung und große Verantwortung für die Persönlichkeitsentwicklung des betroffenen Kindes.

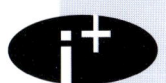

Geistiger Abbau bei Epilepsien?

Ein allgemeiner Abbau der geistigen Fähigkeiten bei Menschen mit Epilepsie findet nicht statt. Dies ist das Hauptergebnis einer Längsschnittuntersuchung, die an der Schweizerischen Epilepsie-Klinik Zürich durchgeführt worden ist. 161 Menschen mit schweren, meist therapieresistenten Epilepsieformen und häufigen Anfällen wurden zweimal mit dem Hamburg-Wechsler Intelligenztest für Erwachsene (HAWIE) getestet. Die Zeit zwischen den beiden Testuntersuchungen betrug mindestens 5 Jahre, im Durchschnitt 12,4 Jahre. Die ersten epileptischen Anfälle sind durchschnittlich im Alter von 10 Jahren aufgetreten. Zum Zeitpunkt der ersten Testuntersuchung dauerte die Epilepsie im Mittel bereits 14,7 Jahre und bei der zweiten Abklärung 27,1 Jahre, d.h., die Erhebung erfolgte im späteren Verlauf der Epilepsie.

Ergebnis:

71 %   stabiler IQ (IQ-Werte innerhalb von 10 Punkten)
24 %   Zunahme des IQ (um mehr als 10 Punkte)
5 %   Abnahme des IQ (um mehr als 10 Punkte)

Bei 95 % der untersuchten Personen blieben die IQ-Werte gleich oder verbesserten sich. Also bleibt das intellektuelle Niveau über Jahre hinweg stabil, dies bei schweren Epilepsien, häufigen Anfällen und jahre- oder gar jahrzehntelanger Medikamenteneinnahme.

45 Ist ein Kind mit Epilepsie in der anfallsfreien Zeit wie ein anderes Kind?

Siehe Seite 35 "Epileptische Wesensänderung"

In aller Regel ja! Individuelle Abweichungen sind zwar möglich, dürfen jedoch nicht verallgemeinert werden. Bestimmte Charaktereigenschaften gehören aber entgegen einer weitverbreiteten Meinung nicht zum Krankheitsbild der Epilepsie.

46 Werden bei einem Anfall Gehirnzellen zerstört?

Die Annahme, daß bei einem Anfall Hirnzellen zerstört werden, ist ein altes Vorurteil, das viel Schaden anrichtet und unnötige Ängste auslöst, jedoch wissenschaftlich bisher nie nachgewiesen wurde. Nach heutigen Kenntnissen werden die Hirnzellen durch Anfälle nicht geschädigt. Nur bei lang dauernden Serien von schweren Anfällen sind bleibende Auswirkungen auf die Hirnleistung möglich.

47 Wie ist es mit dem geistigen Abbau durch Anfälle?

Siehe Seite 33 "Geistiger Abbau bei Epilepsie?" sowie Fragen 49-52

Es findet kein geistiger Abbau statt. Die Frage ist jedoch sehr begreiflich, da gelegentlich beobachtet werden kann, wie ein Kind im Vergleich zu seinen Mitschülern in Phasen mit häufigen Anfällen leistungsmäßig ins Hintertreffen gerät. Dies wird fälschlicherweise als geistiger Abbau verstanden, ist aber Ausdruck einer vorübergehend reduzierten Lern- und Leistungsfähigkeit, bedingt durch das Anfallsgeschehen.

Wenn die Häufigkeit der Anfälle reduziert werden kann, verbessern sich auch die Schulleistungen wieder. Sollten sich große Lücken im Leistungsstand zeigen, müssen eventuell besondere schulische Maßnahmen eingeleitet werden (z.B. Stützunterricht, Repetition oder Sonderschulmaßnahmen).

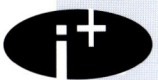

"Epileptische Wesensänderung"?

Oft werden bestimmte Persönlichkeitsmerkmale mit Epilepsien in Verbindung gebracht, und es wird behauptet, daß diese Eigenschaften typisch für Menschen mit Epilepsie und durch die Krankheit bedingt seien. Häufig genannt werden: Umständlichkeit, Verlangsamung, Schwerfälligkeit, mangelnde Umstellfähigkeit, Perseveration, Klebrigkeit, Distanzlosigkeit, Pedanterie, Kleinlichkeit, Eigensinn, Selbstgerechtigkeit, Rechthaberei, Mißtrauen, Aggressivität, Wutausbrüche, Geltungssucht, Stimmungsschwankungen.

Eine "typische epileptische Wesensänderung" gibt es nicht. Damit gibt es auch keinen "typischen Epileptiker". Wesensänderungen bei Epilepsiekranken gibt es zwar, Ursache ist jedoch eine Hirnschädigung (zerebrale Läsion), welche auch die Ursache der Epilepsie ist. Menschen mit vergleichbarer Hirnschädigung, wovon die einen eine Epilepsie haben und die anderen nicht, zeigen sehr ähnliche oder gar dieselben Symptome. Entscheidend ist darum, welche Bereiche des Gehirns in ihrer Funktion beeinträchtigt sind, in welchem Ausmaß und zu welchem Zeitpunkt die Hirnschädigung aufgetreten ist. Bedeutungslos ist, ob zusätzlich epileptische Anfälle auftreten oder nicht. Wichtig ist: nicht jede Hirnschädigung bewirkt eine Wesensänderung!

Zusätzlich zur zerebralen Läsion können auch Nebenwirkungen von Antiepileptika Änderungen im Verhalten bewirken. Von gewissen Antiepileptika weiß man, daß sie im Einzelfall psychische Auffälligkeiten verursachen können, hauptsächlich bei Überdosierung. Früher war dies häufiger der Fall, als nur Medikamente mit erheblichen Nebenwirkungen zur Verfügung standen und es zudem noch nicht möglich war, die Antiepileptika optimal zu dosieren.

Fortsetzung Seite 36

Fortsetzung von Seite 35

Die oben aufgeführten Beschreibungen "typischer epileptischer Wesensänderungen" entstanden Ende des letzten und zu Anfang dieses Jahrhunderts und basierten auf Beobachtungen von Patienten, welche in psychiatrischen Institutionen oder "Anstalten für Epileptische" hospitalisiert waren. Das heisst, sie bezogen sich auf eine sehr einseitig ausgewählte Gruppe von schwer Epilepsiekranken. Diese Beobachtungen wurden – leider – unbesehen auf alle Menschen mit Epilepsie übertragen, worunter bis heute viele Betroffene leiden.

Aber: Als Folge der Bewältigung der Epilepsie und der durch die Krankheit erschwerten Lebensumstände kann es zu Änderungen im Wesen und Verhalten kommen, wie dies auch bei anderen Krankheiten der Fall sein kann.

48 Gibt es die "epileptische Persönlichkeit"?

Siehe Seite 35
"Epileptische Wesensänderung?"

Nein. Die Annahme einer epileptischen Wesensänderung oder einer typischen epileptischen Persönlichkeit entbehrt jeglicher wissenschaftlichen Grundlage.

Schwerpunkt Medizin

Schwerpunkt Pädagogik und Psychologie

Lernen und Leisten
39 Lern- und Leistungsfähigkeit
45 Leistungsstörungen

47 **Verhalten und Lebensführung**

Epilepsien in der Schule
51 Praktische Fragen im Unterricht
54 Weitergabe von Informationen
55 Mein Verhalten als Lehrerin oder Lehrer

62 **Informations- und Beratungsmöglichkeiten**

Zusätzliche Informationen
40 Leistungsstörungen
43 Neuropsychologie
48 Verhaltensstörungen
56 Sport und Epilepsie
64 Beratungen und Therapien

Lernen und Leisten

Viele Kinder mit Epilepsie haben keine besonderen Schwierigkeiten in der Schule. Treten jedoch Leistungsstörungen auf, so sind sie immer ernst zu nehmen, weil sie nicht ohne Folgen bleiben für das Fortkommen in Schule und Beruf sowie für die psychische Entwicklung. Es ist deshalb sehr wichtig, den Ursachen solcher Störungen nachzugehen und Hilfe anzubieten.

LERN- UND LEISTUNGSFÄHIGKEIT

49 Kann ein Kind mit Epilepsie normale Lehrziele erreichen?

Ein epilepsiebetroffenes Kind kann wie jedes andere Kind die Ziele erreichen, die seiner Begabung entsprechen. Die individuelle Begabung eines Kindes ist nicht abhängig von der Epilepsie.

Siehe Fragen 47, 54, 55 und

Seite 40 "Leistungsstörungen"

50 Haben Epilepsien Einfluß auf Intelligenz, Lern- und Leistungsfähigkeit?

Epilepsien beeinflussen weder die Intelligenz noch die Lern- und Leistungsfähigkeit allgemein und bleibend. Anfälle und Medikamente können aber die Lern- und Leistungsfähigkeit vorübergehend beeinträchtigen.

51 Welche Zusammenhänge bestehen zwischen Epilepsien und geistiger Behinderung?

Geistige Behinderung hat ihre Ursache nicht in Epilepsien oder Anfällen, sondern ist Folge einer Hirnschädigung oder einer Hirnfunktionsstörung. Bei Personen mit einer geistigen Behinderung kommen Epilepsien jedoch statistisch häufiger vor.

Schwerpunkt Pädagogik und Psychologie

Leistungsstörungen

Zwei Drittel aller Kinder, die an Epilepsie leiden, durchlaufen die Schulen problemlos. Jedoch zeigt etwa ein Drittel der Kinder Leistungs- und/oder Verhaltensstörungen. Häufig sind zerebral bedingte Teilleistungsschwächen eine wesentliche Ursache solcher Schwierigkeiten. Teilleistungsschwächen sind nicht leicht zu erkennen und nur durch eine neuropsychologische oder schulpsychologische Untersuchung quantitativ und qualitativ zu erfassen. Der sinnvollste Umgang mit bereits bestehenden Leistungsstörungen ist eine rasche Abklärung von Teilleistungsschwächen. Dann ist es möglich, Rücksicht zu nehmen und/oder entsprechende schulische oder therapeutische Maßnahmen in die Wege zu leiten. Einer frühzeitigen neuropsychologischen Abklärung kommt aber auch eine hohe Bedeutung in der Vorbeugung von Leistungs- und Verhaltensschwierigkeiten zu.

Bei Leistungsstörungen muß man auch an psychische Faktoren denken, wie zum Beispiel eine ungenügende Verarbeitung der Krankheit oder an belastende Einschränkungen. Leistungsstörungen können aber auch unerwünschte Folge der Medikamente sein oder in direktem Zusammenhang mit der Aktivität der Epilepsie stehen. In allen Fällen ist die Zusammenarbeit mit den Eltern und den entsprechenden Fachleuten wichtig.

52 **Welche Zusammenhänge bestehen zwischen Epilepsien und Leistungsstörungen?**

Siehe
"Leistungsstörungen"

Für Leistungsstörungen können verschiedene Faktoren einzeln oder kombiniert eine Rolle spielen. Neben anfallsbedingten und medikamentösen Gründen sind hier auch die psychosozialen und emotionalen, vor allem aber auch die neuropsychologischen Aspekte von Bedeutung.

53 Verändern Epilepsien das Lern- und Leistungsverhalten? Wenn ja, wie kann ich diesem Problem begegnen?

Veränderungen und Schwankungen im Lern- und Leistungsverhalten des epilepsiebetroffenen Kindes sind möglich und sollten Sie als Lehrperson immer aufhorchen lassen. Ursachen können sein:

- Anfälle, sichtbare oder unsichtbare
- "aktives" EEG
- neuropsychologische Ausfälle
- psychoreaktive Ursachen

Man darf aber nicht vergessen, daß wie bei anderen Kindern auch Schwierigkeiten unabhängig von der Epilepsie auftauchen können. Im Gespräch mit den Eltern und Fachleuten (Arzt, Schul- oder Neuropsychologe) muß abgeklärt werden, welche der oben erwähnten Ursachen entscheidend ist. Daraus ergibt sich in aller Regel auch ein differenziertes Vorgehen.

Mit Eltern und Fachleuten sprechen

54 Kann ein Kind mit Epilepsie nach einem Anfall weiterarbeiten oder muß es geschont werden?

Dies ist sehr verschieden und abhängig von der speziellen Anfallsart. Die Frage muß deshalb für jedes einzelne Kind individuell beantwortet werden.

Siehe persönliches Informationsblatt

55 Ist eine reduzierte Leistungsfähigkeit die Folge der Anfälle?

Dies ist möglich, aber nicht zwingend, hängt vor allem von der Anfallsart ab und muß im Einzelfall geklärt werden. Außer in der Anfallsphase selber ist eine reduzierte Leistungsfähigkeit auch kurz vorher und insbesondere nachher denkbar. Eine anfallsbedingte Reduktion der Leistungsfähigkeit ist jedoch immer eine vorübergehende Erscheinung. Ist die Leistungsfähigkeit längerfristig beeinträchtigt, müssen die Ursachen in der

Siehe persönliches Informationsblatt

Schwerpunkt Pädagogik und Psychologie

Grunderkrankung, in Teilleistungsschwächen und/oder in der medikamentösen Behandlung gesucht werden.

56 Welche Lernformen entsprechen dem Kind mit Epilepsie?

Siehe Seite 43 "Neuropsychologie"

Bei der Wahl der Lernformen ist nicht die Epilepsie entscheidend, sondern wie bei allen anderen Kindern die Begabung, die Persönlichkeit, der Lerntyp, das psychosoziale Umfeld, die Belastbarkeit und mögliche neuropsychologische Ausfälle.

57 Wie kann ich dem Kind mit Epilepsie bei schulischen Schwierigkeiten helfen?

Siehe Fragen 55 und 59

Machen Sie sich Gedanken, ob die Schwierigkeiten medizinischer, psychosozialer oder neuropsychologischer Natur sein könnten, und suchen Sie Kontakt zu den entsprechenden Fachleuten. Steht die Ursache aller Wahrscheinlichkeit nach nicht im Zusammenhang mit der Epilepsie, gehen Sie das Problem so an, wie Sie es bei allen anderen Kindern auch machen würden.

58 Benötigt ein Kind mit Epilepsie Stützunterricht oder Sonderschulung?

Viele Schulkinder mit Epilepsie durchlaufen die Ausbildung ohne besondere Probleme. Epilepsien an und für sich rechtfertigen noch keine pädagogisch-therapeutischen Maßnahmen und begründen keine Sonderschulbedürftigkeit.

Tatsächlich benötigen aber epilepsiebetroffene Kinder aufgrund der neuropsychologischen Ausfälle und der allgemein erschwerten psychosozialen Integration häufiger stützende Maßnahmen. Gelegentlich muß auch die Frage einer Sonderschulung diskutiert werden.

Neuropsychologie

Die Neuropsychologie versucht, den Beziehungen zwischen dem zentralen Nervensystem (Gehirn) und den geistigen und psychischen Funktionen nachzugehen. Sie versucht mit psychologischen Testmethoden die Denk- und Wahrnehmungsprozesse sowie die Lern- und Gedächtnisfunktionen zu erfassen. In unserem Zusammenhang interessiert nun vor allem die Beziehung zwischen funktioneller Hirnreifung und der kognitiven und perzeptiven Entwicklung. Es geht um die Erfassung von möglichen Hirnfunktionsstörungen und deren Auswirkungen auf Schule und Alltag, auf Lernprozesse und Verhalten.

Unser Gehirn ist in seiner Funktionsweise asymmetrisch, trotz der anatomisch praktisch spiegelbildlichen Strukturen beider Großhirnhälften. Bei den meisten Menschen ist die linke Hirnhälfte für die Sprache im weitesten Sinne verantwortlich. Sie arbeitet mehrheitlich logisch-analytisch. Demgegenüber ist die rechte Hirnhälfte eher verantwortlich für die visuell-räumliche Wahrnehmung. Sie arbeitet vorwiegend ganzheitlich-synthetisch. Weitere Schwerpunkte von funktionellen Spezialisierungen lassen sich vereinfacht wie folgt umschreiben:

- die frontalen oder Stirnhirnlappen sind mehrheitlich für das Denken und Handeln zuständig,
- die temporalen oder Schläfenlappen für das Lernen und das Gedächtnis,
- die parieto-okzipitalen oder Scheitel- und Hinterhauptslappen für die Wahrnehmung

Diese Hinweise auf die Funktionsweise unseres Gehirnes sind vereinfacht. Wichtig ist aber zu beachten, daß bei jeder Leistung immer unser ganzes Gehirn aktiv ist, allerdings in unterschiedlicher Art und mit unterschiedlichen Schwerpunkten. Schon einfach erscheinende Tätigkeiten oder Lernprozesse setzen sich aus vielen Teilfunktionen zusammen. Schon die Störung

Fortsetzung Seite 44

Fortsetzung von Seite 43

eines Teiles beeinträchtigt die Funktion als Ganzes. So kann zum Beispiel bei einer Leseschwäche die Störung beim Erkennen einzelner Buchstaben liegen, beim Erfassen der Reihenfolge oder des Ganzen, im Erfassen der Wortbedeutung oder im Umsetzen in die entsprechenden Lautkombinationen. Je nach Schwerpunkt der Störung ist auch das therapeutische Vorgehen unterschiedlich.

Bei Kindern, die an Epilepsie leiden, liegen häufig zerebral bedingte Teilleistungsschwächen vor. Diese sind als Folge einer Hirnfunktionsstörung oder einer möglichen Hirnschädigung zu verstehen, die auch die Ursache der epileptischen Anfälle ist. Die Teilleistungsschwächen sind also nicht Folge der epileptischen Anfälle sondern als zusätzliches Symptom neben den Anfällen zu verstehen.

59 Wie kann ich die Leistungsfähigkeit des Kindes verbessern?

Als Lehrkraft haben Sie vor allem im psychosozialen und lerntechnischen Bereich Möglichkeiten, die Leistungsfähigkeit positiv zu beeinflussen. Stichworte sind hier:

- eine Klassenatmosphäre, in der sich das Kind geborgen und getragen fühlt
- eine Beziehung zwischen Lehrperson und Schulkind auf einer soliden Vertrauensbasis
- Berücksichtigung des individuellen Lerntyps
- Beachtung der (neuro-)psychologischen Untersuchungsergebnisse für die methodisch-didaktischen Überlegungen (z.B. kleine Lerneinheiten, kein Druck, Berücksichtigung der tageszeitlichen Schwankungen)
- Veranlassen von pädagogisch-therapeutischen Maßnahmen

LEISTUNGSSTÖRUNGEN

60 Wohin wende ich mich bei Leistungs- oder Verhaltensstörungen?

Siehe Frage 100

Mit den Eltern muß gemeinsam entschieden werden, welcher Weg richtig ist, ob medizinische und/oder psychologische Abklärungen notwendig sein könnten.

61 Was ist Neuropsychologie?

Siehe Seite 43 "Neuropsychologie"

Die Neuropsychologie versucht mit psychologischen Testmethoden den Beziehungen zwischen dem zentralen Nervensystem und der Wahrnehmung, der Sprache, den Denkfunktionen und den Lern- und Gedächtnisleistungen nachzugehen. Eine neuropsychologische Untersuchung ermöglicht, zerebral bedingte Teilleistungsschwächen bzw. Hirnfunktionsstörungen zu erfassen und versucht deren Auswirkungen auf die Schule und den Alltag zu beschreiben.
Hieraus können sich auch entsprechende Maßnahmen (z.B. pädagogisch-therapeutische) ergeben.

62 Warum ist bei einem Kind mit Epilepsie häufig eine neuropsychologische Untersuchung angezeigt?

Die der Epilepsie zugrundeliegende Hirnschädigung oder Hirnfunktionsstörung hat nicht nur Anfälle zur Folge, sondern häufig auch Teilleistungsschwächen. Die Abklärung solcher neuropsychologischer Ausfälle kann Leistungs- und/oder Verhaltensstörungen erklären und dementsprechend zu gezielten pädagogisch-therapeutischen Maßnahmen führen.
Eine sehr frühe Erfassung solcher Schwächen hat eine große präventive Bedeutung zur Verminderung von Schwierigkeiten. Unerkannte neuropsychologische Ausfälle führen sehr oft zu Fehleinschätzungen von Reaktionen und Verhaltensweisen der Kinder. Sie verunsichern dadurch nicht nur das Kind, sondern auch die Umgebung.

Schwerpunkt Pädagogik und Psychologie

63 Wie sieht eine neuropsychologische Untersuchung aus?

Es handelt sich um eine psychologische Testuntersuchung. Je nach Fragestellung, Alter des Kindes, Belastbarkeit usw. dauert die Untersuchung zwischen 3 und 6 Stunden. Es werden oft ähnliche Tests angewendet wie bei einer schulpsychologischen Untersuchung, unterschiedlich ist aber die Art der Betrachtungsweise und der Interpretation.

Verhalten und Lebensführung

Die innere Befindlichkeit und die Erfahrungen prägen das persönliche Verhalten entscheidend mit. Es ist daher unabdingbar, die Bedeutung der medizinischen Behandlung und die Bedeutung der Reaktionen des direkten Umfeldes für ein betroffenes Kind zu erkennen. Kinder mit einer Epilepsie sollten so normal wie möglich aufwachsen. Eventuelle Einschränkungen oder Sonderrollen sind sehr genau und kritisch zu hinterfragen.

64 Verursachen Epilepsien besondere Verhaltensweisen?

Das Anfallsgeschehen selbst ist eine besondere Verhaltensweise. Außerhalb der Anfälle verhalten sich Kinder mit Epilepsie aber nicht grundsätzlich anders.

Die Krankheitsbewältigung und die veränderten Rahmenbedingungen beeinflussen die Lebenssituation des Kindes und dadurch möglicherweise das Verhalten. Diese sogenannten psychoreaktiven Auswirkungen sind aber individuell verschieden.

65 Welche Zusammenhänge bestehen zwischen Epilepsien und Verhaltensstörungen?

Siehe Fragen 59, 60, 100 und "Verhaltensstörungen" Seite 48, "Beratungen und Therapien" S. 64

Verhaltensstörungen bei Kindern mit Epilepsie sind meistens als Reaktion auf die Krankheit zu verstehen. Die Ursachen sind in der erschwerten psychosozialen Integration, in neuropsychologischen Ausfällen oder bei Einschränkungen in der Lebensführung zu suchen. Andere Ursachen können in der Medikation oder im Anfallsgeschehen selbst liegen. Für eine sinnvolle Hilfestellung ist es wichtig, die Ursache(n) zu kennen.

Schwerpunkt Pädagogik und Psychologie

Verhaltensstörungen

Verhaltensstörungen, die für Epilepsien typisch sind, gibt es nicht. Die psychosoziale Entwicklung von Kindern mit Epilepsie ist jedoch erschwert. Dies kann Verhaltensauffälligkeiten zur Folge haben. Entscheidend ist, sich Klarheit darüber zu verschaffen, wo genau die Ursachen liegen. Ist es die Verarbeitung der Krankheit? Sind es die Anfälle? Fühlt sich das betroffene Kind "anders"? Sind es die Einschränkungen? Sind es psychoreaktive Folgen von Teilleistungsschwächen? Ist es die mangelnde Integration in der Klasse oder im Umfeld? Sind es familiäre Probleme? Sind es Ängste? Sind es medikamentöse Nebenwirkungen? Sind es eventuell ganz altersgemäße Entwicklungsprobleme? Und so weiter.

Verhaltensstörungen erfordern eine sehr differenzierte Betrachtung, weil sinnvolle Maßnahmen nur bei Kenntnis der wirklichen Ursachen möglich sind. Es muß genau geprüft werden, ob medizinische, psychologische, therapeutische oder pädagogische Hilfestellungen angezeigt sind. Häufig gibt es auch mehr als nur eine Ursache. Je älter die Kinder sind, desto komplexer wird der Umgang mit Verhaltensstörungen. Es ist daher zu empfehlen, bei Schwierigkeiten frühzeitig zu handeln.

66 Was soll ein Kind mit Epilepsie unbedingt tun?

Alles, was die Lebensfreude und das Wohlbefinden stimuliert, kommt auch dem epilepsiekranken Kind zugute. Es sollte selbstverständlich

- regelmäßig die Medikamente einnehmen
- regelmäßig schlafen
- Über- oder Unterforderung meiden
- seine Fähigkeiten und Möglichkeiten ausschöpfen

67 Was soll ein Kind mit Epilepsie nicht tun?

Das Kind mit Epilepsie sollte sich nicht mehr einschränken (lassen) als unbedingt nötig. Es tut sich außerdem einen schlechten Dienst, wenn es folgendes Verhalten zeigt:
- Medikamente unregelmäßig oder gar nicht einnimmt
- unregelmäßig schläft und ißt
- anfallsauslösende Situationen provoziert
- seine Krankheit als Druckmittel für eine Sonderrolle benützt

68 Was kann ein Kind mit Epilepsie nicht tun?

Manchmal müssen sich die betroffenen Kinder vorübergehend oder dauernd gewissen Einschränkungen im Sport, bei Freizeitaktivitäten und im Alltag fügen. Es gibt aber keine allgemeine Regel. Je nach Epilepsietyp und medikamentöser Einstellung müssen zum Beispiel beim Schwimmen (zusätzliche Aufsicht), Klettern (Sichern), Radfahren (Helm) und im Umgang mit Maschinen gewisse Vorsichtsmaßnahmen getroffen werden. Mit etwas Phantasie und Einfühlungsvermögen können häufig Lösungen gefunden werden, die dem größeren Sicherheitsbedürfnis Rechnung tragen und die Schülerin oder den Schüler trotzdem am Schulprogramm teilhaben lassen. Besprechen Sie diese Punkte periodisch mit den Eltern und dem Kind und halten Sie die Vereinbarung im persönlichen Informationsblatt fest.

69 Wie erlebt das Kind seine Epilepsie?

- Je nach Epilepsieform erlebt die Schülerin oder der Schüler die Krankheit und die Anfälle direkt oder lediglich im Spiegel der Umwelt. Entsetzte und erschreckte Blicke, unpassende Bemerkungen und Ausgelachtwerden können häufig als Kränkung empfunden werden.
- Die Epilepsie bzw. die Anfälle lösen Ängste und Verunsicherung aus, wobei der anfallsbedingte Verlust der Selbstkon-

trolle eine besondere Bedeutung hat. Dies erschwert häufig die Entwicklung eines gesunden Selbstbewußtseins.
- Die Medikamenteneinnahme stellt häufig eine enorme Belastung dar. Sie muß aber zu einer selbstverständlichen Gewohnheit werden und möglichst in Eigenverantwortung vom Kind ausgeführt werden. Eine positive Einstellung dazu ist aber für das Kind nur möglich, wenn es durch seine Umgebung darin unterstützt wird.
- Einschränkungen werden möglicherweise als diskriminierend oder als Liebesentzug erlebt. Sie können aber auch als Anlaß für eine Sonderrolle benützt werden.
- Allein die "Offenbarung" seiner Epilepsie konfrontiert das Kind und den Jugendlichen häufig mit negativen Signalen.
- Entscheidenden Einfluß hat auch die Umgebung des Kindes. Durch ihre Reaktion und Einstellung beeinflußt sie direkt das Eigenerleben der Krankheit beim Kind, unabhängig von den objektiven Gegebenheiten.

70 Was geschieht, wenn ein Epilepsiepatient Drogen nimmt oder Alkohol trinkt? Wie verhalte ich mich, wenn eine Schülerin oder ein Schüler mit Epilepsie durch Drogen oder Alkohol gefährdet ist?
Alkohol und Drogen sind heute ein allgemeines gesellschaftliches Problem. Fast alle Schülerinnen und Schüler sind mehr oder weniger stark gefährdet. Dies gilt auch für Kinder und Jugendliche mit Epilepsie. Alkohol wie auch Drogen wirken direkt auf das zentrale Nervensystem und können die Behandlung und Heilung nachhaltig ungünstig beeinflussen oder sogar verunmöglichen. Prophylaxe ist deshalb sehr wichtig. Dazu gehört eine sorgfältige Information und ein tragfähiges Umfeld.

Epilepsien in der Schule

Wie ein Kind mit Epilepsie in der Klasse oder im Unterricht integriert ist, hängt weniger von der individuellen Krankheitsform als von den Einstellungen der Klassenkameradinnen und -kameraden wie auch der Lehrkraft ab.

PRAKTISCHE FRAGEN IM UNTERRICHT

71 Benötigt ein Kind mit Epilepsie manchmal spezielle Rücksichtnahmen in der Schule?

Ja, aber nur sehr selten und individuell angepaßt. Es kann beispielsweise als sinnvoll erscheinen, eventuelle tageszeitliche Schwankungen bei der Stundenplangestaltung zu berücksichtigen oder sich den Sitzplatz in der Klasse speziell zu überlegen. In der Planung von Ausflügen, Klassenlagern oder bei den Turn- und Werkstunden sollten Sie die Epilepsie nicht vergessen. Oberstes Ziel sollte es sein, das Kind möglichst selten auszuschließen. Auch sollte es durch die speziellen Rücksichtnahmen nicht unbedingt in eine Sonderrolle gedrängt werden. Überprüfen Sie regelmäßig, ob besondere Maßnahmen noch nötig sind.

72 Braucht es für das Kind mit Epilepsie besondere Vorkehrungen oder Einrichtungen im Schulzimmer und Schulhaus?

Siehe persönliches Informationsblatt

Nein, in der Regel nicht. Bei einigen Anfallsarten benötigt das Kind Ersatzkleider oder eine Liegemöglichkeit, wo es sich nach einem Anfall ausruhen kann.

73 Muß ein Kind mit Epilepsie rund um die Uhr beaufsichtigt werden?

Nein. Aufsicht rund um die Uhr würde das Kind nur unnötig verunsichern und einer Überbehütung Vorschub leisten. Ihre Verantwortung liegt nicht darin, jedes Risiko vom Kind fernzuhal-

Schwerpunkt Pädagogik und Psychologie

Siehe Frage 68 — ten. Nur bei Freizeitaktivitäten und Sport mit erhöhter Unfallgefahr sollte eine Aufsicht oder Hilfe gewährleistet sein.

74 Muß ein Kind mit Epilepsie auf dem Schulweg begleitet werden?

Siehe persönliches Informationsblatt — Auch dies ist wieder eine Frage, die nur im Gespräch mit den Eltern für die individuelle Situation eines Kindes beantwortet werden kann. In den allermeisten Fällen ist eine Begleitung nicht angezeigt. Anders steht es bei Kindern mit häufigen und im Verkehr gefährlich werdenden Anfällen. In diesem Zusammenhang ist auch zu diskutieren, ob das Kind einen Notfallausweis auf sich tragen soll.

75 Welche Maßnahmen muß ich treffen, wenn ich mit der Klasse Filme und Videofilme anschaue oder am Computer arbeite?

In letzter Zeit häufen sich Berichte über das Auftreten von epileptischen Anfällen beim Betrachten von Filmen und bei Computerspielen. Solche sogenannte photosensible Epilepsien sind allgemein nicht sehr häufig (3 - 5 %). Die Anfälle dieser Epilepsieform werden ausgelöst durch Flickerlicht. Das sind starke, rasch wechselnde Hell-Dunkel-Effekte, wie sie zum Beispiel auch beim Durchfahren von Alleen, in der Disco und bei Wasserspiegelungen auftreten. Solche Reize müssen bei Kindern mit einer photosensiblen Epilepsie vermieden werden. Besprechen Sie diese Fragen mit den Eltern und, falls erforderlich, mit dem behandelnden Arzt.

Mit Eltern/Arzt besprechen

Bei Kindern mit anderen Epilepsieformen genügt es, die sonst üblichen Empfehlungen für Fernsehen und Arbeit am Bildschirm einzuhalten: gute Bildqualität (kein Flimmern), adäquate Hintergrundbeleuchtung, richtiger Blickwinkel, korrekte Distanz.

76 Ist Turnen und Schulsport für ein Kind mit Epilepsie gefährlich?

Siehe Seite 56 "Sport und Epilepsie"

Regelmäßige körperliche Anstrengung ist weder gefährlich noch anfallsfördernd. Allerdings müssen Sportarten gemieden werden, bei denen ein Anfall ein großes Unfallrisiko bedeuten würde.

77 Gibt es besondere Gefahren beim Sport, Turnen und Schwimmen?

Siehe persönliches Informationsblatt

Ja, solange keine Anfallsfreiheit besteht. Verallgemeinernd ist zu sagen, daß im Turnen, beim Schwimmen oder beim Radfahren besondere Gefahren vorliegen, da Anfälle zu lebensgefährlichen Situationen führen können. Die Gefahren sind aber von der Art der Anfälle abhängig und deshalb individuell zu diskutieren.

78 Kann ein Kind mit Epilepsie am Klassenlager (Ferienkolonie, Schulreise, Exkursion) teilnehmen?

Siehe persönliches Informationsblatt

Grundsätzlich ja. Wichtig ist aber, daß die Medikamente regelmäßig eingenommen und Extremsituationen (z.B. extremer Schlafmangel, starke Sonnenbestrahlung, exzessive körperliche Anstrengung) vermieden werden. Vereinbaren Sie mit den Eltern, ob Sie die Medikamenteneinnahme kontrollieren müssen.

79 Wie verhalte ich mich auf Exkursionen oder in Klassenlagern?

Siehe persönliches Informationsblatt

Ist das Kind anfallsfrei, sind keine außerordentlichen Vorkehrungen nötig. Auch bei den meisten Anfallsformen reicht das Einhalten der üblichen Sorgfaltspflicht aus. Die Information der Begleitperson ist dann sinnvoll, wenn bei Anfällen kritische Situationen auftreten können oder Erste Hilfe geleistet werden muß.

WEITERGABE VON INFORMATIONEN

80 **Muß die Klasse über die Epilepsie der Mitschülerin oder des Mitschülers informiert sein?**

Solange mit Anfällen gerechnet werden muß: ja. Wenn im Schulalltag besondere Vorkehrungen nötig sind, Rücksicht genommen werden muß oder wenn Anfälle während der Schulzeit möglich sind, ist eine sachgerechte Information der Mitschülerinnen und Mitschüler wichtig. Vorher sollte die Frage aber mit den Eltern besprochen werden.

Mit den Eltern besprechen

81 **Wie informiere ich die Klasse über die Epilepsie der Kameradin oder des Kameraden?**

Für das methodisch-didaktische Vorgehen gibt es keine allgemeingültige Regel. Entscheidend ist hier das Alter und der Wissensstand der Klasse. Sachliche und umfassende Informationen sind nie diskriminierend, sondern fördern das Verständnis und damit die Integration des betroffenen Kindes. Denkbar wäre eine Lektion über Epilepsie im Rahmen des Menschenkunde-Unterrichts, nach dem Auftreten eines Anfalles oder im Zusammenhang mit einer Sonderregelung für das betroffene Kind (z.B. Schwimmdispens). Es kann eine gute Lösung sein, wenn das betroffene Kind aktiv die Aufklärung der Klasse mitgestaltet (z.B. kleiner Vortrag, Erlebnisbericht).

Die Klasse muß informiert werden über:
- Epilepsien im allgemeinen (allgemeine Unterlagen, Filmmaterial, siehe Anhang)
- die spezielle Epilepsieform des betroffenen Schulkindes
  1. Art seiner Anfälle
  2. Konsequenzen für die Lebensführung
  3. Verhaltensregeln für die Klasse
  4. mögliche Auswirkungen auf den Unterricht

Siehe persönliches Informationsblatt

82 Müssen Hausabwart, Kolleginnen und Kollegen über die Epilepsie meiner Schülerin oder meines Schülers informiert werden?

Die Information ist angezeigt, wenn Anfälle mit sichtbaren Verhaltensänderungen im Schulhaus auftreten, welche zu kritischen oder mißverständlichen Situationen führen können. Eine Absprache mit den Eltern ist in diesem Fall unerläßlich, da Sie grundsätzlich der Schweigepflicht unterstehen. Halten Sie die getroffene Regelung im Informationsblatt fest.

83 Darf ich bei einem Übertritt in eine andere Klasse die neue Lehrperson über die Epilepsie des Schulkindes informieren?

Mit Eltern und Kind besprechen

Dieser Frage kommt große Bedeutung zu, da die neue Lehrkraft auf diese Weise zu den wesentlichen Informationen gelangen und von Ihren Erfahrungen profitieren kann. Sprechen Sie das genaue Vorgehen auf jeden Fall mit den Eltern und dem betroffenen Kind ab.

MEIN VERHALTEN ALS LEHRERIN ODER LEHRER

84 Wie spreche ich am besten mit dem Kind über seine Krankheit?

Das Gespräch soll offen, direkt, altersangepaßt, ohne Scheu, so früh wie möglich und so oft wie nötig stattfinden. Wesentlich ist es zu berücksichtigen, wie das Kind seine Anfälle erlebt, was es über seine Epilepsie weiß und wie es diese empfindet. Je nach Entwicklungsalter und Stand des Verarbeitungsprozesses haben die praktischen oder die emotionalen Probleme größere Bedeutung.

Es ist kein leichtes Unterfangen, das Kind und seine Krankheit ernst zu nehmen, ohne zu dramatisieren oder der Gefahr der Verharmlosung zu erliegen. Dies darf aber nicht dazu führen,

Fortsetzung Seite 58

Sport und Epilepsie

Kinder mit Epilepsie profitieren ganz besonders vom Sport, weil die regelmäßige motorische Aktivität
- Stoffwechsel und Kreislauf aktiviert
- die intellektuellen Fähigkeiten positiv beeinflußt
- die soziale Integration fördert
- seelische Spannungen abbaut
- das innere Gleichgewicht festigt
- das Selbtbewußtsein und das Selbstwertgefühl stärkt
- die Persönlichkeitsentwicklung fördert
- häufig die Anfälle günstig beeinflußt

Bei jeder sportlichen Betätigung müssen folgende grundsätzliche Punkte beachtet und unter Umständen mit den Eltern und dem behandelnden Arzt abgesprochen werden:
- Das Unfallrisiko in bezug auf Anfallsart und Anfallshäufigkeit muß abgeschätzt und die persönliche Situation individuell berücksichtigt werden.
- Sport sollte immer so betrieben werden, daß keine Überanstrengung auftritt.
- Sorgfältige Sicherung, verantwortungsbewußte Hilfestellung und angepaßte Aufsicht machen Epilepsiebetroffenen viele Sportarten zugänglich.
- Ein gezieltes Aufbautraining ist wie für alle Kinder und Jugendliche sehr wichtig.
- Einschränkungen sind periodisch zu überprüfen.
- Exzessive Leistungen, denen keine angepaßte Vorbereitung vorausgeht, sind unbedingt zu vermeiden.

Bedenkenlos geeignet für Kinder und Jugendliche mit einer Epilepsie sind zum Beispiel folgende Sportarten:
- Gymnastik
- alle Ballsportarten
- Tennis, Squash, Badminton, Tischtennis
- Leichtathletik
- Laufsportarten
- Tanzen, Ballet
- Langlauf

Mit entsprechender Sicherung, Aufsicht und Hilfestellung sind ebenfalls sehr gut möglich:
- Judo
- Turnen an niedrigen Geräten
- Reiten
- Schwimmen im Schwimmbad (offene Gewässer meiden)
- Rudersport
- Schlittschuhlaufen
- Skifahren
- Fechten
- Rodeln

Wegen Eigen- und Fremdgefährdung nicht zu empfehlen sind:
- Kampfsportarten
- Skispringen
- Tauchsport, Turmspringen
- Trampolinspringen
- Motorsport, Fliegen
- Turnen an hohen Geräten
- exzessiver Leistungssport

Fortsetzung von Seite 55

diese Gespräche zu meiden. Als Lehrperson können Sie damit neben den Eltern und Fachleuten einen wichtigen Beitrag zur Bewältigung der Krankheit durch das Kind leisten.

85 Soll ich als Lehrperson mit einem Kind mit Epilepsie nachsichtiger sein als mit anderen Kindern?

Eine grundsätzliche Nachsicht im Zusammenhang mit der Epilepsie ist sicher falsch. Anfallsbedingten Leistungsschwankungen und neuropsychologischen Ausfällen muß jedoch Rechnung getragen werden, letzteres wie bei allen anderen Kindern auch.

86 Welche zusätzliche Verantwortung habe ich als Lehrerin oder Lehrer, wenn ich eine Schülerin oder einen Schüler mit Epilepsie zugeteilt bekomme?

Wenn Sie sich über Epilepsien allgemein und die spezielle Epilepsieform dieses Kindes informieren, haben Sie bereits einen großen Teil Ihrer zusätzlichen Verantwortung wahrgenommen. Besondere Verantwortlichkeiten müssen mit den Eltern und eventuell mit Fachleuten abgesprochen werden. Überlegen Sie, welche Informationen an andere Lehrkräfte weitergegeben werden müssen (z.B. Lehrpersonen für Schwimm-, Werk- und Sportunterricht).

Siehe persönliches Informationsblatt

87 Ist das Kind mit Epilepsie in meiner Klasse richtig plaziert?

Diese Frage muß im Zusammenhang mit der Leistungsfähigkeit und der Anfallshäufigkeit beantwortet werden. Epilepsie an und für sich oder einzelne Anfälle sind kein Grund für den Ausschluß aus einer Klasse oder für einen Klassenwechsel.

88 Wie soll ich mich bei einem Anfall verhalten?

Siehe persönliches Informationsblatt und "Erste Hilfe bei epileptischen Anfällen", Seite 68.

89 Braucht das Kind nach einem Anfall ärztliche Betreuung?

Nach einem Anfall braucht das Kind in der Regel keine ärztliche Betreuung. Ein Arzt muß nur gerufen werden, wenn
- ein Anfall länger als 5 Minuten dauert
- ein Anfall dem anderen folgt
- das Bewußtsein länger als üblich nicht wiedererlangt wird
- das Kind schwer verletzt ist
- das Kind nachher nicht richtig atmet
- nach einem Anfall im Wasser Atemprobleme auftreten
- die Eltern Sie darum gebeten haben
- bei einem Kind ein erster Anfall auftritt

90 Wie soll ich mich bei Leistungsstörungen verhalten?

Siehe vorallem auch Frage 55

Denken Sie an mögliche Ursachen wie ungenügend kontrollierte Anfälle, Medikamente, neuropsychologische Ausfälle und psychische Reaktionen und klären Sie diese gemeinsam mit Eltern und Fachleuten ab.

91 Wie behandle ich ein Schulkind mit Epilepsie? Gleich wie alle anderen?

Grundsätzlich ja. Nachsicht ist nur nötig, wenn anfallsbedingte Leistungsschwankungen und/oder neuropsychologische Ausfälle vorliegen und/oder Nebenwirkungen der Medikamente auftreten.

Siehe Seite 56 "Sport und Epilepsie"

Unter Umständen sind beim Schwimmen oder bei anderen Tätigkeiten gelegentlich besondere Maßnahmen notwendig. Informieren Sie die Klasse offen darüber, warum diese getroffen werden.

Schwerpunkt Pädagogik und Psychologie

92 Wie kann ich als Lehrerin oder Lehrer dem Kind mit Epilepsie bei sozialen Schwierigkeiten helfen?

Eine vorurteilsfreie Haltung hilft dem betroffenen Kind am meisten. Eine sachliche Information über die Krankheit führt in der Klasse zu einem natürlichen Umgang mit eventuellen Auffälligkeiten und den notwendigen Einschränkungen. Sie verhindert, daß Vorurteile, welche immer auf Unkenntnis oder Falschinformationen beruhen, sich ausbreiten können und damit die psychosoziale Integration der Kinder erschweren.

93 Wie verhalte ich mich gegenüber den Eltern des betroffenen Kindes?

Die Epilepsieformen sind so vielfältig, daß Sie auch mit einem breiten Allgemeinwissen nur wenige klare und gültige Aussagen über die Epilepsie eines einzelnen Kindes machen können. Dagegen verfügen die Eltern in der Regel über ein großes spezifisches Wissen, welches die Epilepsie und deren Auswirkungen bei ihrem Kind betrifft. Im Verhalten gegenüber den Eltern eines Kindes mit Epilepsie ist daher vor allem Unvoreingenommenheit und Offenheit angezeigt. Erarbeiten Sie sich eine partnerschaftliche Beziehung in bezug auf die Krankheit und finden Sie gemeinsam Lösungen für die anstehenden Probleme (z.B. Verantwortlichkeit beim Radfahren, Schwimmen oder Sportunterricht, bei Leistungsschwankungen, Einbezug in Arztgespräche usw.).

94 Wie verhalte ich mich gegenüber den Eltern der übrigen Schüler?

Falls Sie von anderen Eltern angesprochen werden, reagieren Sie mit einer klaren Meinung, die für das epilepsiekranke Kind Stellung nimmt. Eine allgemeine Information ist nur ganz selten angezeigt und darf nur mit ausdrücklichem Einverständnis des betroffenen Kindes und seiner Eltern stattfinden.

95 Was tun, wenn mich Eltern nicht über die Epilepsie ihres Kindes informieren?

Wenn das Kind anfallsfrei ist und keine weiteren Einschränkungen in der Schule notwendig sind, verzichten viele Eltern auf die Information der Lehrerin oder des Lehrers. Sie haben dementsprechend auch keine besondere Verantwortung. Beobachten Sie aber gewisse Auffälligkeiten, die den Verdacht einer Epilepsie nahelegen, gehen Sie vor, wie in Frage 13 beschrieben. Hören Sie Gerüchte über das Vorliegen einer Epilepsie, sprechen Sie die Eltern direkt darauf an.

Siehe Fragen 35-37, 69 und Kapitel "Vorurteile" Seite 32

96 Warum wird die Epilepsie eines Kindes manchmal verheimlicht?

Schlechte Erfahrungen oder die Angst vor Diskriminierung veranlassen Eltern, die Krankheit ihres Kindes zu verheimlichen.

97 Was tun, wenn die Eltern des betroffenen Kindes eine Zusammenarbeit nicht wünschen?

Sie befinden sich in einer schwierigen Situation, die in erster Linie dem betroffenen Kind schadet. Eine Weigerung der Eltern zur Zusammenarbeit beruht oft auf schlechten Erfahrungen und den damit verbundenen Ängsten. Suchen Sie trotzdem immer wieder das Gespräch mit den Eltern, und setzen Sie sich für die Bedürfnisse des Kindes ein. Das heißt unter Umständen auch, daß Sie bei schulischen Schwierigkeiten die Initiative für Abklärungen beim Schularzt, beim Schulpsychologischen Dienst oder bei der Erziehungsberatung ergreifen müssen. Im Schulgesetz ist festgehalten, welche Rechtsgrundlagen zu beachten sind. Daneben finden sich in vielen Gemeinden entsprechende Ausführungsbestimmungen.

Schwerpunkt Pädagogik und Psychologie

Informations- und Beratungsmöglichkeiten

Jedes Kind mit einer Epilepsie hat seine individuellen Besonderheiten. Informieren Sie sich deshalb zuerst bei seinen Eltern. Das persönliche Informationsblatt kann als Leitfaden für ein Gespräch dienen.

Neben dieser Broschüre, die sich hauptsächlich auf die Schnittstelle zwischen Epilepsie und Schule konzentriert, gibt es ein vielfältiges Informationsangebot für eine weitergehende Vertiefung in das Thema. Verschiedene spezialisierte Organisationen bieten auch Beratung für persönliche und individuelle Fragestellungen an.

Viele öffentliche und private Beratungs- und Therapiestellen offerieren ein mannigfaltiges Angebot an Unterstützung und Hilfeleistung. Wir raten, hierbei den Weg über den Arzt oder einen anerkannten Psychologischen Dienst zu wählen. So ist gewährleistet, daß einerseits Personen empfohlen werden, die mit der Epilepsieproblematik vertraut sind. Andererseits kann so eher mit einer Kostenübernahme von Beratungen oder Therapien durch die öffentliche Hand gerechnet werden.

98 Was sollte ich über die Epilepsie des Schulkindes in meiner Klasse wissen und was über Epilepsien allgemein?

Sie sollten über die Epilepsieform dieses Schulkindes und vor allem über mögliche Anfallsformen Bescheid wissen. Alle Besonderheiten erarbeiten Sie sich am besten gemeinsam mit den Eltern anhand des persönlichen Informationsblattes. Diese verfügen über große Erfahrung und über ein reiches spezifisches Wissen, was die Epilepsie ihres Kindes betrifft.

Schwerpunkt Pädagogik und Psychologie

Daneben ist ein gewisses Grundlagenwissen über Epilepsien sicherlich hilfreich, um die komplexen Krankheitsbilder und deren Auswirkungen zu verstehen. Dies ist besonders zu empfehlen, wenn sich die Information der Klasse aufdrängt.

99 Wie kann ich mich weiter über Epilepsie informieren?

Siehe Adress- und Literaturliste im Anhang

Es gibt gute Fachliteratur, die sich für Lehrpersonen, aber auch für Mitschülerinnen, Mitschüler und andere Laien eignet. Die Bücher können im Buchhandel oder über die Schweizerische Vereinigung der Eltern epilepsiekranker Kinder SVEEK bezogen werden.

100 Wo kann ich mich in einer akuten Situation beraten lassen?

Siehe nützliche Adressen im Anhang

Die Organisationen, welche sich mit Epilepsie befassen werden versuchen, Ihnen in einer akuten Situation zu helfen. Zusätzlich können Sie sich auch an eine spezialisierte Klinik wenden. Es ist aber auch sehr gut möglich, daß im Einverständnis mit den Eltern des Kindes ein beratendes Gespräch mit dem behandelnden Arzt vereinbart werden kann.

101 Gibt es Informationen über Epilepsien, die sich an Kinder und Jugendliche richtet?

Informationsblätter:

Siehe nützliche Adressen im Anhang

Die Schweizerische Epilepsie-Klinik Zürich hat unter dem Titel "Fragen zur Epilepsie" eine Reihe von Informationsprospekten herausgegeben, die sich sehr gut für ein breites Laienpublikum und größere Schülerinnen und Schüler eignen. Sie können direkt bei der Klinik oder bei der SVEEK bezogen werden.

Zum Lesen und Vorlesen:

1. Ein neueres Kinderbuch (Willi Fährmann, Jakob und seine Freunde) behandelt das Thema Epilepsie. Es eignet sich gut zum Vorlesen in der Klasse. Im Anhang gibt ein Epileptologe

Fortsetzung Seite 65

Schwerpunkt Pädagogik und Psychologie

Beratungen und Therapien

Durch das plötzliche Auftreten einer Epilepsie bei ihrem Kind spüren viele Eltern, daß die Familie in manchen Lebensbereichen mit neuen Situationen konfrontiert ist, die Verarbeitung und Anpassung erfordern. Die Bedeutung der eigenen Betroffenheit und die Anpassungsmechanismen wollen reflektiert sein, der Umgang mit der neuen Situation braucht nicht nur Zeit, sondern vor allem auch Auseinandersetzung.

Manchmal ist es hilfreich, wenn eine psychotherapeutisch ausgebildete Fachperson die Familie in der Auseinandersetzung mit der subjektiven Bedeutung der Krankheit und deren sozialen Bedingungen sowie mit den damit verbundenen Gefühlen der Hilflosigkeit, Wut, Trauer und Schuld begleitet. In Form von Eltern- oder Familiengesprächen sowie Kinder- und Jugendpsychotherapien wird versucht, die oftmals kränkenden und traurigen Erfahrungen im Zusammenhang mit der Epilepsie und/oder geistigen Behinderung zu verarbeiten. Eine gute Integration der Krankheit oder Behinderung in die Persönlichkeit wird angestrebt und hat zum Ziel, zu einem stabilen Selbstwertgefühl, einem adäquaten Realitätsbezug und den individuellen Lebensperspektiven und Zielsetzungen zu gelangen und so die Lebensfreude zu vertiefen.

Gespräche mit den nahen Bezugspersonen unterstützen diesen Prozeß beim Kind und helfen mit, Überforderungen zu vermeiden und inadäquaten Erwartungen oder Folgestörungen vorzubeugen.

Fortsetzung von Seite 63

in einem Interview Auskunft über Epilepsien.

2. Die Tagebuchaufzeichnungen einer Gymnasiastin (Andrea Schmoll, Kreuzweg Epilepsie) eignen sich vor allem für größere Schülerinnen und Schüler. Sie geben Einblick in die Schwierigkeiten, mit denen betroffene Jugendliche zu kämpfen haben.

Im Literaturverzeichnis des Anhangs finden Sie weitere Bücher und Erfahrungsberichte zum Thema Epilepsie.

Siehe nützliche Adressen im Anhang

Videofilme:
SLgE und SVEEK vermitteln verschiedene Video-Filme zum Thema Epilepsie, die sich für den Unterricht eignen. Wenden Sie sich in Deutschland an das IZE.

Schwerpunkt Pädagogik und Psychologie

Anhang

68 Erste Hilfe

70 Listen zu Literatur und Filmverleih

75 Nützliche Adressen

78 Stichwortverzeichnis

Siehe persönliches Informationsblatt

Erste Hilfe bei epileptischen Anfällen

Die Eltern Ihres Schülers oder Ihrer Schülerin kennen in der Regel die Anfälle sehr genau und können Ihnen am besten darüber Auskunft geben, was bei einem Anfall zu tun ist.

BEIM GROSSEN ANFALL

- Ruhe bewahren
- Kind aus Gefahrenzone entfernen
- alles wegräumen, was im Weg ist
- etwas Weiches unter den Kopf legen
- Brille abnehmen
- beengende Kleidungsstücke am Hals lockern
- Blick auf die Uhr -> Anfallsdauer

Nach Abklingen der Krämpfe:

- Bewußtlosenlagerung
- Atemwege befreien (Speichel, Erbrochenes)
- beim Kind bleiben, solange es noch verwirrt ist
- wenn nötig Ruhegelegenheit anbieten

Versuchen Sie jedoch nicht, während des Anfalls

- die Lage des Kindes zu ändern, außer es sei in Gefahr
- die Krampferscheinungen zu unterdrücken
- das Kind aufzurichten
- etwas zwischen die Zähne zu zwängen
- etwas zu Trinken zu geben
- zu beatmen

BEI ANDEREN ANFÄLLEN

Absenzen

Hier braucht es keine besondere Hilfe. Absenzen sind in der Regel kurz. Oft werden sie nicht einmal wahrgenommen. Wenn sie jedoch eine Absenz feststellen, bleiben Sie in der Nähe und beobachten Sie, ob noch weiter Absenzen folgen oder ob das Kind gefährdet ist.

Anfälle mit "teilweisem" Bewußtseinsverlust

Beobachten und begleiten Sie das Kind, damit es sich nicht gefährdet. Führen Sie es nötigenfalls weg von Orten und Gegenständen, an denen es sich verletzen könnte (z.B. Treppen, Heizkörper, Wasserfläche). Versuchen Sie nicht, es mit Schütteln, Zerren oder Schreien aus seinem Zustand zurückzuholen. Beobachten Sie das Kind auch nach dem Anfall, bis es sich völlig erholt hat.

Es ist in der Regel nicht nötig, einen Arzt zu rufen. Die Anfälle enden von selbst nach wenigen Minuten.

Ausnahmen:
- der Anfall dauert länger als üblich (5 Minuten)
- der Betroffene erlangt das Bewußtsein nicht wieder
- es folgen weitere Anfälle
- bei schweren Verletzungen
- der Betroffene atmet nach dem Anfall nicht mehr richtig
- es treten Atemprobleme nach einem Anfall im Wasser auf
- wenn es der erste Anfall ist

Wichtig:
Orientieren Sie die Eltern über den Anfall.

Listen zu Literatur und Filmverleih

SACHBÜCHER

Berlit Peter, Prof. Dr. med.:
Epilepsien
Informationen und Ratschläge.
Verlag Piper, München.
Mit guter Information will dieses Buch die Lebensqualität Epilepsiebetroffener in allen Bereichen verbessern. Aufgrund seiner jahrelangen Erfahrung bespricht der Autor die Themen Anfallsformen und epileptische Syndrome, Ursachen und Diagnostik, medikamentöse Behandlung und ergänzende Therapien, Erste Hilfe sowie Folgen der Krankheit für den Patienten. Das Buch wird ergänzt durch Adressverzeichnis, Glossar, eine Übersicht über Antiepileptika und Literaturliste.

Kamprad Barbara/Pflästerer Hans-Albrecht:
Gewitter im Gehirn - Epilepsie
Wissen, behandeln, mit der Krankheit leben.
Kreuz-Verlag, Zürich.
Informationen von bekannten Fachleuten einerseits und Bericht von Betroffenen andererseits räumen auf mit alten Vorurteilen, helfen aus der Isolation herausfinden und ermuntern alle Beteiligten. Krankheitsbilder, Verlauf und Behandlung von Epilepsien sind beschrieben und vier Epilepsie-Kliniken werden vorgestellt.

Matthes Ansgar, Prof. Dr. med. / Kruse, Rolf, Prof. Dr. med.:
Der Epilepsiekranke.
Ratgeber für den Kranken, seine Familie, für Lehrer, Erzieher und Sozialarbeiter.
Verlag TRIAS -Thieme Hippokrates Enke, Stuttgart.

Dieses Buch widmet dem Kind mit Epilepsie einen grossen Abschnitt, und ist deshalb für Lehrer und Eltern als Einstieg sehr zu empfehlen.

Ried S./Schüler G.:
Epilepsie - Vom Anfall bis zur Zusammenarbeit.
Verlag Blackwell Wissenschaft, Berlin.
Aus der täglichen Zusammenarbeit mit Epilepsiebetroffen entstand dieses Buch. Auf der Basis des gegenwärtigen medizinischen Wissensstandes informiert es für alle verständlich über Epilepsien. Zusätzlich werden Wege aufgezeigt, wie mit guter Zusammenarbeit die Probleme in Schule, Beruf und Alltag angegangen werden können.

Schmidt Dieter:
Epilepsien.
Fragen und Antworten.
Verlag Zuckschwerdt, München.
Der Autor beantwortet 171 gesammelte Fragen von Epilepsiebetroffen und ihren Angehörigen. Zu beachten ist, dass im Abschnitt "Psychosoziale Fragen" auf deutsche Verhältnisse Bezug genommen wird.

KINDER- UND JUGENDBÜCHER

Willi Fährmann:
Jakob und seine Freunde.
Arena Verlag GmbH, Würzburg.
Die Dohle Jakob sorgt einen Sommer lang für allerhand Wirbel, ermöglicht aber auch den Beginn einer Freundschaft zwischen zwei Kindern. Diese wird aber bald überschattet durch eine Erkrankung Simons. Eine Geschichte über Verständnis, Mitmenschlichkeit und Toleranz für alle Leseratten. Sie eignet sich auch zum Vorlesen oder Erzählen. Ergänzt wird die Geschichte

durch ein Interview im Anhang, in dem der Epileptologe Dr. med. H.E. Boenigk, Bethel, sach- und kindgerecht auf Fragen zum Thema Epilepsie eingeht.

Schmoll Andrea:
Kreuzweg Epilepsie
Tagebuchaufzeichnungen einer Schülerin.
Battert-Verlag, Baden-Baden.
Die 19jährige Schülerin beschreibt in ihrem Bericht, wie sie den plötzlichen Einbruch der Krankheit Epilepsie erlebt. Hoffnungen und Tiefschläge wechseln sich ab, bis sie nach einem langem Prozess eine positive Einstellung findet. Nicht die Heilung steht am Ende des Buches, sondern die Rückkehr in ihre vertraute Umgebung, wo sie als gereifter junger Mensch versucht, mit der Krankheit zu leben.

VIDEO-FILME

Zu beziehen gegen eine Ausleihgebühr bei: Schweizerische Vereinigung der Eltern epilepsiekranker Kinder SVEEK, Waldhofstr. 21, 6314 Unterägeri:

Gewitter im Gehirn
Hergestellt vom Büro Cortesi im Auftrag der SLgE, 1990; VHS; Endloskopie 180 Min., 2 Einzelfilme à 5 Min.
Céline 8jährig, und Martin, 28jährig, beide epilepsiebetroffen. An den zwei Beispielen von Céline und Martin wird auf positive Art und Weise die Krankheit Epilepsie erklärt und auf die Auswirkungen in Schule, Beruf und Alltag hingewiesen. Auch französisch und italienisch erhältlich.

...plötzlich ist es passiert
Autoren: H.E. Boenigk / F. Höcke; LABAZ München, 1988; VHS; 25 Min.

Stationen der Behandlung und Bewältigung einer Epilepsie an der ein junger Mann infolge eines Unfalls erkrankt ist. Der Film gibt nicht nur Aufschluss über die verschiedenen Epilepsieformen, Diagnosemethoden und medikamentöse Behandlung, sondern zeigt auch auf, welche Folgen die Krankheit für das Leben der Betroffenen haben kann.

Die müssen mich nehmen wie ich bin!
Epilepsie bei Kindern und Jugendlichen
Autorin: Christine Maschke; teutoTele 1993; VHS, 19 Min.
Beitrag des Regionalmagazins TeleWest (RTL) über die Arbeit der Klinik für anfallkranke Kinder Kidron in Bethel. Betreuer, Patienten und Angehörige informieren anschaulich über Diagnose und Therapie sowie über Probleme in Schule und Alltag, die Epilepsien aufwerfen können.

Moritz mein Sohn, Folge 1 - 5.
Bilder einer Epilepsie
Autorin: Laura Doermer; Cine-Dokument-Film, München, 1990 - 1993, VHS, 35/40/27/25/25 Minuten.
Der junge Mann Moritz ist geistig behindert und leidet zusätzlich an einer sehr schweren Epilepsie. Während drei Jahren folgt der Videofilm seinem Alltag. In farbiger und ausdrucksreicher Sprache beschreibt seine Mutter die gefühlsmässigen, sozialen, erzieherischen und medizinischen Probleme, denen sich die ganze Familie seit frühester Kindheit täglich neu stellen musste. Hilfe für den Patienten und seine Angehörigen bringt schliesslich eine erfolgreiche Operation. Ein erschütterndes Dokument über den Verlauf einer besonders schweren Epilepsie, wie sie glücklicherweise nur selten vorkommt.

Operative Behandlung der Epilepsie
VISITE Gesundheitsratgeber N3, v. 21.6.92, 17.30 Uhr; VHS, ca. 13 Minuten

Der Film zeigt am Beispiel einer jungen Frau, unter welchen Voraussetzungen eine operative Behandlung möglich ist. Gleichzeitig wird über EEG, Anfallsarten, Ursachen und Behandlung informiert.

Zu beziehen gegen eine Ausleihgebühr bei der Schweizerischen Liga gegen Epilepsie SLgE, Postfach 129, 8032 Zürich:

Gewitter im Gehirn
Hergestellt vom Büro Cortesi im Auftrag der SLgE, 1990; VHS; deutsch, französisch, italienisch und englisch; 2 Filme à 5 Min.
Der Zuschauer nimmt Teil am Tagesablauf und dem Leben des Schulkindes Céline und des junges Mannes Martin, beide epilepsiebetroffen. An diesen zwei Beispielen wird das Anfallsgeschehen, diese speziellen Epilepsieformen und die EEG-Ableitung erklärt. Hinweise auf Erste Hilfe bei einem grossen Anfall und bei Absenzenepilepsie.

Epilepsie - was ist das?
Holländische Produktion, 1981; VHS oder Film 16 mm Magnetton, 33 Minuten; Sprachen: deutsch, französisch, italienische Synchronfassung m. Holländisch im Hintergrund
Der Film zeigt die häufigsten Anfallsarten, geht auf Ursachen, Diagnosemöglichkeiten und Behandlung ein. Die Hinweise, wie man sich bei einem epileptischen Anfall verhalten soll, sind eine wichtige Hilfe. Betroffene kommen ebenso zu Wort wie Fachleute. Pädagogische und psychosoziale Auswirkungen einer Epilepsie werden gestreift.

Nützliche Adressen

IN DER SCHWEIZ

ÖFFENTLICHE UND PRIVATE ABKLÄRUNGSMÖGLICHKEITEN

- Kinderkliniken, Neuropädiater
- Neurologische Abteilungen der Universitätskliniken und Kantonsspitäler und Neurologen
- Schulpsychologische Dienste
- Erziehungsberatungsstellen

SPEZIALISIERTE INSTITUTIONEN

- **Schweiz. Epilepsie-Klinik Zürich**
  Bleulerstr. 60, 8008 Zürich
  Tel. 01/387 61 11
- **Bethesda**
  Klinik für Epilepsie und Neurorehabilitation, 3233 Tschugg
  Tel. 032/88 01 11
- **Institution de Lavigny**
  1175 Lavigny
  Tel. 021/808 55 81

AUSKUNFTSSTELLEN

- **Schweizerische Vereinigung der Eltern epilepsiekranker Kinder SVEEK**
  Geschäftsstelle, Waldhofstr. 21, 6314 Unterägeri
  Tel. 042/72 50 02, Fax 042/72 40 34
  ab März 1996: Tel. 041/750 50 02, Fax 041/750 40 34
- **Association Suisse de Parents d'Enfants Epileptiques ASPEE**
  Vieux-Patriotes 41, 2300 La Chaux-de-Fonds
  Tel. 039/23 22 02

- **Epilepsie-Vereinigung-CH (EV-CH)**
  Urtenenstr. 50, 3322 Mattstetten
  Tel. 031/859 60 09, Fax 031/859 31 50
  ab Oktober 1995: Bucheggweg 5, 3604 Thun,
  Tel. 033/36 44 51
- **Schweizerische Liga gegen Epilepsie SLgE**
  c/o Schweizerische Vereinigung PRO INFIRMIS
  Feldeggstr. 71, Postfach 129, 8032 Zürich
  Tel. 01/383 54 55
  Fax 01/383 30 49
- Beratungsstellen PRO INFIRMIS
- IV-Stellen in den Kantonen
- Beratungsstellen der spezialisierten Institutionen sowie der Kinder- und Kantonsspitäler

RECHTSDIENST FÜR BEHINDERTE
- **Schweiz. Arbeitsgemeinschaft zur Eingliederung Behinderter SAEB**
  Bürglistr. 11, 8002 Zürich (Mo-Fr: 8-12 Uhr)
  Tel. 01/201 58 27
- **Schweiz. Arbeitsgemeinschaft zur Eingliederung Behinderter SAEB**
  Wildhainweg 19, 3012 Bern
  Tel. 031/302 02 37
- **Fédération suisse pour l'intégrationdes handicapés (FSIH)**
  Bureau de la Suisse romande, Place Grand-St-Jean 1
  1003 Lausanne
  Tel. 021/323 33 52
  Fax 021/311 86 17

IN DEUTSCHLAND

- **Epilepsiezentrum Bethel**
  33617 Bielefeld-Bethel
  Tel. 0521/144 36 97
- **Epilepsiezentrum Kork**
  Landstrasse 1, 77694 Kehl-Kork
  Tel. 07851/8 40
- **Epilepsievereinigung gem. e.V.**
  Zillestr. 102, D-10585 Berlin
  Tel. 030/342 44 14
- **Informationszentrum Epilepsie (IZE)**
  Herforderstr. 5 - 7, D-33602 Bielefeld
  Tel. 0521/12 41 17
- **Stiftung Michael**
  Münzkamp 5, D-22339 Hamburg
  Tel. 040/538 85 40

IN ÖSTERREICH

- **Elterninitiative für anfallskranke Kinder**
  Stumpergasse 1/15, 1060 Wien

Stichwortverzeichnis

A
Abbau S.33, Nr.46, 47
Absenzen S.69
Alkohol Nr.30, 70
Anamnese Nr.15
Anfälle Nr.10-13, 28-34
Aufsicht, Nr.73,74
Aura S.25; Nr.28
Auslöser Nr.30, 33, 67,
Autofahren Nr.42
Auswirkungen, psychoreaktive Nr.64

B
Behinderung, geistige Nr.51
Behandlung S.19, 20
    - alternative S.21
    - operative S.22
    - medikamentöse Nr.20
Beratungen S.62, 64
Berufswahl Nr.38-40
Blutspiegelbestimmung S.21
Blutuntersuchung S.21

C
Computerarbeit Nr.75

D
Diskriminierung Nr.36, 96
Drogen Nr.70

E
EEG S.17; Nr.16-18
Einschränkungen S.67, 68; Nr.35
Entwicklung
    - psychosoziale S.48
Erste Hilfe S.68
Exkursionen Nr.78, 79

F
Fahrausweis Nr.42
Flickerlicht Nr.75
Freizeit Nr.68

G
Gefährdung
- Eigen- Nr.39
- Fremd- Nr.39
Gelegenheitsanfall Nr.3

H
Hirnfunktionsstörungen, S.43; Nr.61, 62
Hirnschädigung Nr.1
Hirnstromkurven Nr.16
Homöopathie Nr.21

I
Integration, psychosoziale Nr.35, 36, 94
Intelligenz Nr.10, 50, 58

K
Klassenlager Nr.78, 79

L
Läsion, zerebrale S.35
Lebensführung Nr.66-70
Lernfähigkeit Nr.49, 50
Leistungsfähigkeit S.49-55, 59; Nr.26
Leistungsstörungen S.40, 45; Nr. 52, 90

M
Medikamente Nr.20, 23-27
Militärdienst Nr.41
Monotherapie Nr.20
Motorradfahren Nr.42

N
Nebenwirkungen Nr.24-27
Neuropsychologie S.43; Nr.59, 61-63
Nervensystem, zentrales S.9, 43;
    Nr.61,70

S
Schlafen S.66, 67
Schlafmangel Nr.97
Schlafrhythmus Nr.78

Schulgesetz Nr. 97
Schulreise Nr. 78
Schulweg Nr.74
Schweigepflicht Nr.40
Schwimmen S. 56; Nr.68, 77, 91
Sonderschulung Nr.58
Sorgfaltspflicht Nr.79
Sport S.56; Nr.76, 77
Sportarten S.56
Status epilepticus S.14; Nr.11
Stützunterricht Nr.47, 58

T
Teilleistungsschwächen Nr.62
Therapie, siehe Behandlung
Therapieresistenz Nr.20
Turnen, S.56; Nr.76, 77

U
Überbehütung Nr.35
Unfallgefahr, - risiko Nr.73, 76
Untersuchung
      - neurologische Nr.15
      - neurophysiologische Nr.15
      - neuropsychologische
        Nr.61-63
Ursachen Nr.1

V
Verantwortung Nr.86
Verhaltensstörungen S.48; Nr.65
Videofilme Nr.75
Vorurteile S.32 ff.